高等学校生物医学工程专业重点规划教材

医学成像技术类课程配套实验教材

医学断层图像重建仿真实验

黄力宇　朱守平　匡　涛　编　著

西安电子科技大学出版社

内 容 简 介

在医学成像技术类课程的教学过程中，断层图像重建无疑是一个重点和难点。本书是一本配合成像理论教学的实验指导书，内容较为系统地覆盖了目前课堂教学和医学临床上最常用的平行束扫描、扇束扫描、锥束扫描等扫描方式下的图像重建问题，并由浅入深地精心设计了十九个仿真实验，这些实验既包括了经典的滤波反投影算法和FDK重建算法，也包括了新近快速发展且方兴未艾的压缩感知算法在图像重建中的应用。

在简要给出每个实验涉及的理论基础和完成思路之外，每个实验涉及的所有算法都给出了 MATLAB 示例程序，以方便学生自学和上机练习。

本书适合作为生物医学工程专业高年级本科生或研究生的教材，也可作为相关领域科学研究人员入门的技术参考书。

图书在版编目(CIP)数据

医学断层图像重建仿真实验/黄力宇，朱守平，匡涛编著. 一西安：西安电子科技大学出版社，2015.1
高等学校生物医学工程专业重点规划教材
ISBN 978 - 7 - 5606 - 3542 - 2

Ⅰ. ① 医…　Ⅱ. ① 黄…　② 朱…　③ 匡…　Ⅲ. ① 计算机 X 线扫描体层摄影—高等学校—教材
Ⅳ. ① R814.42

中国版本图书馆 CIP 数据核字(2014)第 283028 号

策划编辑　王　飞
责任编辑　马武裴　张　驰
出版发行　西安电子科技大学出版社(西安市太白南路 2 号)
电　　话　(029)88242885　88201467　　邮　　编　710071
网　　址　www.xduph.com　　　　　　电子邮箱　xdupfxb001@163.com
经　　销　新华书店
印刷单位　陕西天意印务有限责任公司
版　　次　2015 年 1 月第 1 版　2015 年 1 月第 1 次印刷
开　　本　787 毫米×1092 毫米　1/16　印张　10
字　　数　233 千字
印　　数　1～3000 册
定　　价　18.00 元
ISBN 978 - 7 - 5606 - 3542 - 2/R
XDUP　3834001 - 1

＊＊＊ 如有印装问题可调换 ＊＊＊

前　言

医学临床上目前大行其道的 X 射线 CT、超声、核医学和磁共振四大成像技术，其成像原理中多涉及断层图像重建理论。不同类型的成像手段，其断层图像重建的理论和技术既有类似的地方，也各有其特点。近年来，分子成像、小动物成像、大幅度改进 CT 成像性能的新型扫描方式、MRI 扫描的新序列研究成为国际同行关注的焦点。新成像设备研制和传统医学断层成像设备的性能改进都离不开断层图像重建这个既传统又前沿的学术领域。显然，在本科生和研究生"医学成像技术"类课程教学过程中，断层图像重建理论与算法是一个重点。

另一方面，断层图像重建也是医学成像技术类课程教学过程中的一个难点。断层图像重建理论可以追溯到 1917 年奥地利数学家 Radon 证明的一个定理。近百年来，发展出了多种多样的断层图像重建算法，主要分为两个大类：解析法和迭代法。无论哪种算法，其中均包含了复杂的数学推导，要充分理解这些数学概念并将其应用到工程实际中，对学习"医学成像技术"类课程的工科或医学类学校的学生来说是很不容易的。国内外医学成像技术类教材对这部分内容大多淡化处理，仅给出定性说明。20 世纪 90 年代初上海交通大学庄天戈教授编著的《CT 原理与算法》（上海交通大学出版社，1992）开创了国内断层图像重建理论定量分析之先河，近年出版的翻译自华人学者谢强的《计算机断层成像技术》和曾更生的《医学图像重建》两本书可作为断层图像重建理论教学过程中的补充读物，但其中的公式推导繁多而抽象，生物医学工程类专业的学生不易掌握。

帮助学生深刻理解断层图像重建算法的另一个有效途径是实验。为了配合课堂理论教学，我们编写了本实验教程，便于学生在计算机上用仿真模型获得数据研究图像重建算法。本实验教材的突出特点是在算法理论讨论的同时，特别强调如何用 MATLAB 仿真所学的算法，进而给出全部核心示例源程序，以供学生使用。

本实验教程可供理工科院校或医学院校生物医学工程专业本科生或研究生学习使用。本科生可结合医学成像技术课程的理论教材，根据实验教材中的原理部分描述的算法，借助于已给出的程序流程图，按实验要求完成程序的编写，并希望通过调整实验参数来领会和研究算法的性能；研究生则要求对某一问题做出有一定见解的深入研究。

为了规范书中代码的编写，编者制订了简要的变量命名规则和编程规范，并以附录的形式给出，希望在辅助读者学习医学断层图像重建算法的同时，也有助于其养成良好的编程习惯。书中所列代码，旨在抛砖引玉地说明算法具体是如何实现的，而并未进行可能需要的优化，感兴趣的读者可以进一步完善，同时也欢迎读者与我们联系，分享优化后的代码，以便在本书再版时改进。另外，选用本书作为教材的教师可以联系作者索取本书中的全部例程。

特别值得一提的是，在国际断层图像重建的顶尖专家中，华人科学家占据了特别重要的地位。我校校友王革（美国 Rensselaer Polytechnic Institute 教授）、曾更生（美国 University of

1

Utah 教授）都是其中的佼佼者。其他本学术领域内华人科学家还包括梁正荣、潘晓川、尤江生、陈光红和谢强等，这些驰骋国际学术界的断层图像重建专家大多与我校生命科学技术学院存在学术合作关系。

　　本书的编写和出版得到西安电子科技大学教学改革项目和教材建设重点项目资助。黄力宇负责本书的策划与第一章内容的编写，匡涛与李超编写了图像重建算法部分的核心内容，朱守平审核、修订、润色了全部内容并补充编写了实验 15。研究生赵海丽、黎金旺、高路、郭志鹏也对本书的编写做出了重要贡献，包括验证并修改部分程序、资料整理、部分章节的编写与排版。西安电子科技大学出版社的王飞编辑为本书的出版做了大量细致的工作，作者在此一并致谢。

　　编写类似内容的实验教程在国内应该尚属首次，加之作者的学识有限，不妥之处在所难免，欢迎使用本书的读者随时联系指教，以便修订再版时对错误进行及时改正。作者邮箱：huangly@mail.xidian.edu.cn。

西安电子科技大学生命科学技术学院

黄力宇

2014 年 8 月

目　　录

第1章　医学断层图像重建导论 ……………………………………（ 1 ）

1.1　常见医学断层成像技术 …………………………………………（ 1 ）

1.2　相关的几个重要概念 ……………………………………………（ 2 ）

1.3　透射型和发射型断层成像 ………………………………………（ 4 ）

1.4　X-CT 的几种典型的扫描方式 …………………………………（ 5 ）

1.5　图像重建算法的性能评价 ………………………………………（ 7 ）

参考文献 …………………………………………………………………（ 8 ）

第2章　平行束重建算法仿真实验 ……………………………………（ 9 ）

实验1　仿真模型的实验研究 ………………………………………（ 9 ）

实验2　平行束投影数据的仿真 ……………………………………（ 13 ）

实验3　直接反投影算法重建实验 …………………………………（ 20 ）

实验4　滤波反投影算法重建实验 …………………………………（ 28 ）

参考文献 …………………………………………………………………（ 36 ）

第3章　扇束重建算法仿真实验 ………………………………………（ 38 ）

实验5　等角扇束投影数据的仿真 …………………………………（ 39 ）

实验6　等角扇束滤波反投影算法重建实验 ………………………（ 45 ）

实验7　等距扇束投影数据的仿真 …………………………………（ 54 ）

实验8　等距扇束滤波反投影算法重建实验 ………………………（ 58 ）

实验9　等角扇束重排算法重建实验 ………………………………（ 64 ）

参考文献 …………………………………………………………………（ 70 ）

第4章　三维锥束重建算法仿真实验 …………………………………（ 71 ）

实验10　三维 Shepp-Logan 头模型的设计 ………………………（ 71 ）

实验11　三维头模型投影数据的仿真 ………………………………（ 77 ）

实验12　FDK 重建算法的仿真研究 ………………………………（ 84 ）

参考文献 …………………………………………………………………（ 92 ）

第5章　迭代重建算法仿真实验 ………………………………………（ 94 ）

实验13　投影矩阵的计算 ……………………………………………（ 95 ）

实验14　ART 算法的仿真研究 ……………………………………（104）

实验15　ART 算法投影次序的选择对重建结果的影响仿真实验研究 …（108）

　　实验 16　MART 算法与 SART 算法的仿真研究 ……………………（116）

　　实验 17　MLEM 算法的仿真研究 …………………………………（122）

　　实验 18　OSEM 算法的仿真研究 …………………………………（129）

　　参考文献 ………………………………………………………………（133）

第 6 章　压缩感知图像重建初探 …………………………………………（136）

　　实验 19　基于压缩感知图像重建算法的仿真研究 …………………（138）

　　参考文献 ………………………………………………………………（145）

附录 1　编程规范说明 ……………………………………………………（147）

附录 2　各章节代码变量说明 ……………………………………………（149）

附录 3　各章节代码函数说明 ……………………………………………（152）

第1章　医学断层图像重建导论

断层成像，顾名思义，就是对待观察物体内部的一个断面进行成像。医学断层成像就是以医学诊断、治疗或科学研究为目的，对待研究的人体或动物体（统称受检体）的一个断面进行成像，其重要价值可以由 X 射线计算机断层成像（X-ray Computed Tomography，X - CT）来说明。

尽管 X 射线摄影在医学临床诊断方面取得了巨大成就，但这种成像方法存在的一些固有缺陷限制了其临床应用价值。图 1.1(a)所示为一张胸部 X 射线摄影图像。如果在图像中发现肿瘤，X 射线影像不能反映肿瘤出现在射线传播方向的哪个位置和深度上。图 1.1(b)是一张典型的 CT 断层图像，克服了普通 X 射线摄影的这一局限。

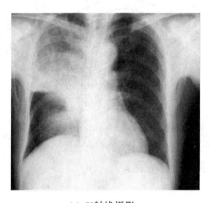 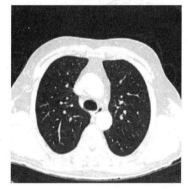

(a) X射线摄影　　　　　　　　　　　(b) CT图像

图 1.1　不同成像方式下的胸部影像

1.1　常见医学断层成像技术

X 射线 CT 成像、正电子发射计算机断层成像（Positron Emission Tomography，PET）、单光子发射计算机断层成像（Single Photon Emission Computed Tomography，SPECT）和磁共振成像（Nuclear Magnetic Resonance Imaging，MRI）是临床医学中常见的几种断层成像。PET 和 SPECT 成像是核医学的两种，由于两者都是对从病人体内发射的 γ 射线成像，故统称发射型计算机断层成像（Emission Computed Tomography，ECT），X 射线 CT 成像是对穿过人体的 X 射线进行成像，因此也被称为透射型计算机断层成像（Transmission Computed Tomography，TCT）。MRI 成像是通过对 K 空间采样数据进行处理实现三维重建。

虽然上述几种成像方式在成像机理和成像设备等方面具有很大的差异性，但在图像断层重建方法方面则有很多类似之处。例如，我们很容易确立透射型成像和发射型成像中成像模型的对应关系，MRI 的 K 空间对应于图像的傅里叶变换域，利用傅里叶切片定量可以将 K 空间采样与 CT 投影数据采集联系起来。在本书中，我们更多地围绕 CT 断层重建展开。对 CT 成像原理的深刻理解，不但对 CT 技术本身的掌握至关重要，同时还有助于 PET、SPECT、MRI 断层重建算法的理解和学习。

1.2　相关的几个重要概念

1.2.1　数字图像与像素

如图 1.2(a)所示，数字图像是由多个像素构成的，像素是数字图像的基本组成单元。医学数字影像通常是灰度像，其灰度是由像素的灰度值反映的。像素的大小和顺序都是人为确定的。对一幅确定大小的模拟图像划分的像素越多，像素就越小，像素形成的数字图像就越接近模拟像。

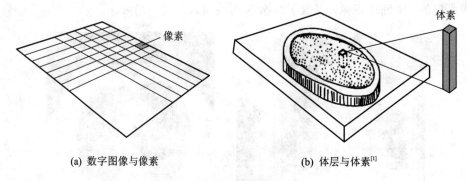

(a) 数字图像与像素　　　　　　　　　(b) 体层与体素[1]

图 1.2　体层与对应的数字图像

1.2.2　体层与体素

体层也称断层，如图 1.2(b)所示，体层是人体具有一定厚度的一个薄层，对传统断层成像机器而言断层厚度一般取 3~10 mm，最新的技术发展到断层可取 0.5~3 mm。

体素是指在断层上人为划分的小体积元。一般体素的大小可根据成像的分辨率要求划分为长和宽约为 0.5~2 mm，高即断层的厚度，传统的厚度约为 3~10 mm 或新技术的约为 0.5~3 mm。根据成像的不同要求有不同的体素划分方案，主要有：160×160(25 600 个体素)、320×320(102 400 个体素)、256×256(65 536 个体素)、512×512(262 144 个体素)。一个体层中，体素划分越多，越有利于增加成像的分辨率，但图像重建时的计算量也会相应增加。

1.2.3　断层成像的本质

体素与像素的概念建立以后，断层成像的本质即可描述为：通过某种扫描技术对受检体进行数据采集，将数据送给计算机，借助于某种重建算法计算出欲成像断层上人为划分的每个体素的某种特征参数(对 X-CT 而言是衰减系数，对 PET 和 SPECT 而言是放射性药物的浓度，对 MRI 而言是密度、T1 或 T2 等)，将每个体素的特征参数映射到对应编码位置的像素上，像素的灰度与对应体素的特征参数相关。由于在医学断层成像中总是将扫描范围内体层中的体素划分为与一幅数字图像中的像素一一对应，体素与像素的位置编码也相同，因此如果能通过计算得出每个像素的灰度值就等于对应体素的某种特征参数。这样，就可以得到一幅二维的断层图像。

1.2.4　扫描与投影

要对受检体的一个体层进行断层成像，首先需要对这个断层进行扫描以采集数据。以 X 射线 CT 为例，扫描就是用近似于单能的 X 射线以不同的方式、按一定的顺序、沿不同的方向对人为划分好体素并对体素进行了编号的受检体断层进行投射，然后用射线探测器接收透射后测得射线强度的过程。用平行束扫描一个物体时，在被扫描物体的横向位置上会得到一系列的投影值，这些投影值形成了一个函数，称为投影函数，如图 1.3 所示。如果围绕被扫描物体进行 360° 的投影数据采集，并将采集到的投影数据依次排列，则可得到扫描的正弦图（Sinogram）。之所以称其为正弦图，是因为如果被扫描物体为一个理想的点的话，其扫描获得的图则是一条正弦曲线，如图 1.4 所示。

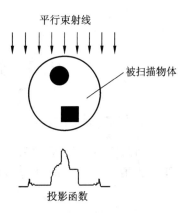

图 1.3　投影函数说明图

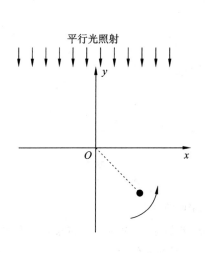

(a) 采用平行光对点状物体扫描

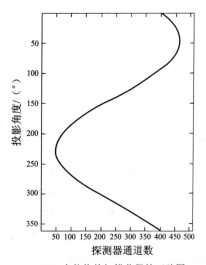

(b) 点状物体扫描获得的正弦图

图 1.4　点状物体的正弦图

医学断层重建的目的就是利用扫描采集的数据重建待测物体的断层图像。为了利用计算机仿真的方法研究图像重建问题，首先要仿真产生测量数据，然后再对仿真得到的测量数据进行断层重建。图 1.5 给出了计算机仿真 CT 图像重建的一个流程框架，其中由一个事先设定的（已知的）图像产生投影正弦图的过程常被称为正向投影，或称为前向问题，由投影数据恢复原始图像的过程称为图像重建，或称为逆向问题，在数学上这两个过程分别对应 Radon 变换及其逆变换。

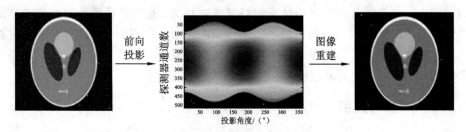

图 1.5　计算机仿真 CT 图像重建的流程框架

1.3　透射型和发射型断层成像[2]

1.3.1　透射型成像

如前所述，CT 成像为透射型成像，其采用的 X 射线在人体内传播遵循朗伯-比尔定律。为了对断层扫描进行微观分析，这里先以单个体素为研究对象，给出朗伯-比尔定律。

如图 1.6(a)所示，设被扫描的体素是均匀同质物体，厚度为 d，衰减系数为 μ，入射射线强度为 I_0，探测器检出的出射射线强度为 I，朗伯-比尔定律给出了 I_0 和 I 的关系为

$$I = I_0 \mathrm{e}^{-\mu d} \tag{1.1}$$

对该公式稍加变形有

$$\mu d = \ln \frac{I_0}{I} \tag{1.2}$$

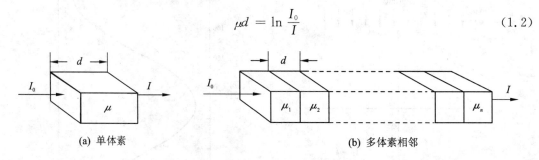

图 1.6　单体素和多体素相邻扫描时的射线强度改变

参照图 1.6(b)，设一束 X 射线在某断层内扫描通过了连续的 n 个体素，各体素的厚度为 d，而衰减系数分别为 μ_1，μ_2，μ_3，…，μ_n。显然，依据朗伯-比尔定律，射线通过第一个体素后强度改变为 $I_1 = I_0 \mathrm{e}^{-\mu_1 d}$，针对第二个体素存在 $I_2 = I_1 \mathrm{e}^{-\mu_2 d}$，针对第 n 个体素存在 $I = I_n = I_{n-1} \mathrm{e}^{-\mu_n d}$。代入整理上述各式，有

$$I = I_0 \mathrm{e}^{-(\mu_1 + \mu_2 + \mu_3 + \cdots + \mu_n)d} \tag{1.3}$$

也就是

$$\mu_1 + \mu_2 + \mu_3 + \cdots + \mu_n = \frac{\ln (I_0/I)}{d} = \frac{p}{d} \tag{1.4}$$

式中，$p = \ln (I_0/I)$。由于厚度 d 的值是在人为划分体素时依据体素大小确定的，可以将其值确定为 1，这样式(1-4)的物理意义可以表达为透射型成像中投影是扫描时射线通过所

有体素衰减系数的累加。

　　实际断层扫描中，射线路径 l 上的衰减系数 $\mu(l)$ 通常是随路径连续变化的，若设 $d{\to}0$ 时，投影 p 为

$$p = \ln\left(\frac{I_0}{I}\right) = \int_l \mu(l)\,\mathrm{d}l \tag{1.5}$$

式(1.5)表明，在透射型成像中投影值实际上是 X 射线探测器采集的数据经过取对数操作之后的结果，但在计算机仿真中，人们通常直接仿真各个体素对应的衰减系数的累加效应，而省去了对数运算的操作。后面各章节的实验就是按照这种方式实施的，请各位读者注意。

1.3.2　发射型成像

　　PET 和 SPECT 属于发射型断层成像技术，其放射源被置于人体内部，放射源产生的放射线(通常为 γ 射线)从人体内部传出，被探测器检测到。发射型成像的目的就是利用检测到的 γ 射线计算放射性物体在人体中的分布。

　　在不考虑 γ 射线在人体内部衰减的情况下，发射型成像中探测器检测到的将是某一方向上(SPECT 可以通过准直器实现方向准直，PET 时间窗符合等技术可以分辨来自不同方向的 γ 射线)各体素内放射性物质产生的 γ 射线的累加，这一点和发射型成像有所不同。换句话说，在发射型成像中，探测器获得的直接是各体素放射性活度的线积分，而无需进行类似透射型成像中的取对数的操作。在我们后续的实验中即是按这种方式进行的仿真。值得注意的是，γ 射线在人体中的传播也遵循朗伯-比尔定律，只是在通常的算法研究中将这一问题暂时忽略。对如何进行 PET、SPECT 衰减校正感兴趣的读者，可参阅相应的参考文献。

1.4　X‑CT 的几种典型的扫描方式

　　从 20 世纪 70 年代第一台 X‑CT 问世以来，已出现了单射束平移-旋转扫描方式、窄扇束平移-旋转扫描方式、宽扇束旋转扫描方式、螺旋扫描方式和锥束扫描方式等多种不同的扫描技术。扫描方式的不断改进缩短了数据采集的时间，减少了影像伪迹出现的条件和概率，同时兼顾了图像重建算法的实现。

　　这里对 X‑CT 数据采集先后经历的平行束扫描、扇束扫描和锥束扫描等典型扫描技术分别进行简单讨论。

1. 平行束扫描

　　平行束扫描也称平移-旋转扫描方式，该方式的典型特征为：扫描装置由一个 X 射线管和一个探测器组成，射线管与探测器围绕受检体先做平移再做旋转运动，如图 1.7 所示。平移-旋转运动反复进行，每次旋转的角度小于 1°，直到旋转 180°为止。

　　这种方式适合于对静态受检体进行扫描，扫描速度慢，完成一个断层的扫描需要数分钟的时间，仅适合无体动器官成像。

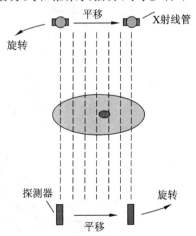

图 1.7　平行束扫描方式

2. 扇束扫描

扇束扫描方式的典型特征为：扫描装置由一个 X 射线管和几十上百个探测器组成，探测器排成圆弧形阵列，X 射线呈张角为 10°～40°的扇形束，如图 1.8 所示。

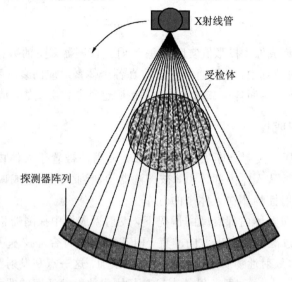

图 1.8　扇束扫描方式

相对于平行束扫描，这种方式无需平移运动，扫描速度加快，完成一个断层的扫描时间不到 1 s。

3. 锥束扫描

锥束扫描方式的典型特征为：X 射线呈现锥形射束状，X 射线探测器的排列呈曲面或平面结构。平面结构排列的探测器也称平板探测器。扫描原理如图 1.9 和图 1.10 所示。

锥束扫描可以同时采集多个断层的数据，射线利用率高，利于延长射线管寿命；同时获得多层图像数据，利于缩短扫描所需时间。

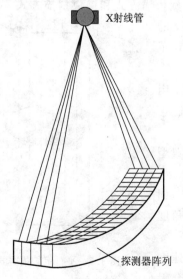

图 1.9　曲面探测器阵列的锥形束扫描

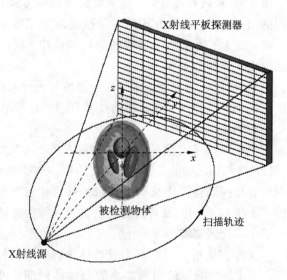

图 1.10　平面探测器阵列的锥束扫描[3]

1.5　图像重建算法的性能评价

医学断层成像的一个关键技术就是重建算法，世界各地的研发小组包括不少大学和著名医疗仪器公司(如 GE、西门子、东芝和飞利浦等)的研究团队都加大投入研发和改进断层图像重建相关的各种算法。重建算法通常可以分为迭代类重建算法与解析类重建算法，其中解析类重建算法以滤波反投影(Filtered Back Projection，FBP)类算法较为典型，也因其实现简便、执行效率高等特点，在医学图像重建领域得到了广泛应用。另一个典型重建方法是迭代法，其优点是在迭代过程中适合加入一些散射校正、衰减校正等校正算法。不同的算法需要有一个统一的标准来检验其性能。目前最常用的检验标准方法是先对一个标准的体模进行仿真扫描取投影，再利用算法来重建图像，将重建的图像与体模的原始已知图像进行定量比较，其结果即可定量反映各种重建算法性能的优劣。

迄今最常用的标准模型是业界通用的 Shepp-Logan 头模型[4]，该模型由 10 个位置、大小、方向、密度各异的平面椭圆组成，有关该模型的详细描述详见后续实验。

通常用三个参数来定量评价重建图像与头模型原始图像的差异，这三个参数分别是：归一化均方距离判据 d、归一化平均绝对距离判据 r 和最坏情况距离判据 e。下面给出这三个参数的定义[5]。

(1) 归一化均方距离判据 d，定义为

$$d = \left[\frac{\sum\limits_{u=1}^{N} \sum\limits_{v=1}^{N} (t_{u,v} - r_{u,v})^2}{\sum\limits_{u=1}^{N} \sum\limits_{v=1}^{N} (t_{u,v} - \bar{t})^2} \right]^{\frac{1}{2}} \tag{1.6}$$

其中，$t_{u,v}$ 和 $r_{u,v}$ 分别代表模型原始图像和重建后图像中第 u 行、v 列的像素密度；$\bar{t}$ 表示模型密度的平均值，图像的像素为 $N \times N$ 个。$d = 0$ 表示重建后图像完全再现了模型图像。d 值越小，表示两者的偏差越小。

(2) 归一化平均绝对距离判据 r，定义为

$$r = \frac{\sum\limits_{u=1}^{N} \sum\limits_{v=1}^{N} |t_{u,v} - r_{u,v}|}{\sum\limits_{u=1}^{N} \sum\limits_{v=1}^{N} |t_{u,v}|} \tag{1.7}$$

若 $r = 0$，则说明重建图像与头模型原始图像没有误差。r 越小，说明误差越小。

(3) 最坏情况距离判据 e，定义为

$$e = \max_{\substack{1 \leqslant i \leqslant [N/2] \\ 1 \leqslant j \leqslant [N/2]}} |T_{i,j} - R_{i,j}| \tag{1.8}$$

式中，$[N/2]$ 表示小于 $N/2$ 的最大整数，而

$$T_{i,j} = \frac{1}{4}(t_{2i,2j} + t_{2i+1,2j} + t_{2i,2j+1} + t_{2i+1,2j+1}) \tag{1.9}$$

$$R_{i,j} = \frac{1}{4}(r_{2i,2j} + r_{2i+1,2j} + r_{2i,2j+1} + r_{2i+1,2j+1})$$

上述三个参数反映了重建图像算法不同侧面的性能。参数 d 对某几点产生较大误差的

情况更为敏感，参数 r 则对许多点均有一些小误差的情况更为敏感，参数 e 主要反映重建图像与原始图像的最大平均密度差。

参 考 文 献

[1]　黄力宇. 医学成像的基本原理[M]. 北京：电子工业出版社，2009.

[2]　曾更生. 医学图像重建[M]. 北京：高等教育出版社，2010.

[3]　朱守平. 微型计算机断层成像及其与自发荧光断层成像多模态融合的研究. 中国科学院自动化研究所博士学位论文，2010.

[4]　Shepp L A，Logan B F. The Fourier Reconstruction of a Head Section. IEEE Trans. on Nuclear Science，21(3)：21 - 43，1974.

[5]　庄天戈. CT 原理与算法[M]. 上海：上海交通大学出版社，1992.

[6]　高上凯. 医学成像系统[M]. 北京：清华大学出版社，2010.

第2章　平行束重建算法仿真实验

如第一章所述,CT 成像具有不同的扫描方式,主要分为平行束扫描、扇束扫描和锥束扫描,而不同的扫描方式也对应着不同的重建方法。本章主要介绍平行束重建算法及其基于 Shepp-Logan 头模型的仿真实验研究。

实验1　仿真模型的实验研究

在图像重建算法的研究中为了比较客观地评价各种算法的有效性,人们往往选择一种公认的模型作为研究对象。Shepp-Logan(S－L)头模型是目前 CT 领域仿真计算最常用的模型。

(一) 实验原理

1. Shepp-Logan 头模型

Shepp-Logan 头模型是由 L. A. Shepp 和 B. F. Logan 于 1974 年首次提出的,它由 10 个位置、大小、方向、密度各异的椭圆叠加而成,模拟一个脑部的断层,参见图 2.1(a),其中英文字母代表 10 个椭圆的编号,数字则表示各个椭圆的密度。图 2.1(b)是断层模型的原始灰度图像。表 2.1 给出了 S－L 头模型中 10 个椭圆的具体参数,包括中心位置、长轴、短轴、旋转角度及密度等。值得注意的是最终的头模型图像的灰度值是由几个相互重叠的椭圆密度代数累加而成,设定的椭圆的密度值可以为正值,也可以为负值。

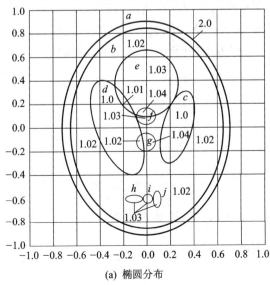

(a) 椭圆分布

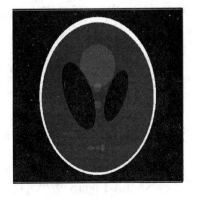

(b) 原始灰度图像

图 2.1　Shepp-Logan 头模型中椭圆分布和原始灰度图像

表 2.1　Shepp-Logan 头模型的具体参数

编号 N_0	中心位置 x_0	中心位置 y_0	长轴 a	短轴 b	旋转角度 ϕ	密度 ρ
1	0	0	0.6900	0.9200	0	1.0
2	0	−0.0184	0.6624	0.8740	0	−0.8
3	0.2200	0	0.1100	0.3100	−18	−0.2
4	−0.2200	0	0.1600	0.4100	18	−0.2
5	0	0.3500	0.2100	0.2500	0	0.1
6	0	0.1000	0.0460	0.0460	0	0.1
7	0	−0.1000	0.0460	0.0460	0	0.1
8	−0.0800	−0.6050	0.0230	0.0230	0	0.1
9	0	−0.6060	0.0230	0.0230	0	0.1
10	0.0600	−0.6050	0.0230	0.0460	0	0.1

2. 图像显示中的窗宽、窗位

经扫描获取的 CT 图像是线性衰减系数 μ 的二维分布，往往不便于识别，而需要将其转化为 CT 值并借助于窗口技术进行处理。若某种物质的线性衰减系数为 μ，则该物质的一个像素对应的 CT 值为

$$\text{CT 值} = 1000 \times \frac{\mu - \mu_w}{\mu_w} \tag{2.1}$$

式中，μ_w 为水的衰减系数。CT 值的单位为 Hounsfield，简写为 HU。

窗口技术是指将全部 CT 值的某段按照一定规则扩展并显示的技术。该技术先确定断层中待观察组织的 CT 值范围，然后利用扩展算法将该范围内最大的 CT 值（CT_{max}）扩展到全白的灰度，将最小的 CT 值（CT_{min}）扩展到全黑的灰度，中间的 CT 则扩展到不同的显示灰度级，这样就放大或增强了待观察的局部范围内不同灰度之间的黑白对比度。这个被放大或增强的灰度范围称为窗口，放大或增强的灰度范围的上下限之差称为窗宽（Window Width，WW），放大的灰度范围的中心 CT 值称为窗位（Window Level，WL）。

窗口显示的实际 CT 值 CT_w 的表达式为

$$\text{CT}_w = \begin{cases} 0, & \text{当 CT} \leqslant \text{WL} - \dfrac{\text{WW}}{2} \\[2mm] \dfrac{\text{CT} - \left(\text{WL} - \dfrac{\text{WW}}{2}\right)}{\text{WW}} I_{max}, & \text{当 WL} - \dfrac{\text{WW}}{2} < \text{CT} < \text{WL} + \dfrac{\text{WW}}{2} \\[2mm] I_{max}, & \text{当 CT} > \text{WL} + \dfrac{\text{WW}}{2} \end{cases} \tag{2.2}$$

式中，I_{max} 是显示设备的最大灰度级，如对于 8 位灰度的显示器来说，$I_{max}=255$。

（二）Shepp-Logan 头模型显示的实验研究

1. 实验目的

了解 Shepp-Logan 头模型，学会用 MATLAB 产生并使用合适的灰度窗显示 Shepp-

Logan 头模型的图像。

2. 实验任务

(1) 用 MATLAB 编程，生成并显示如下几幅 Shepp-Logan 头模型图像：

① 64×64 的头模型图像；

② 128×128 的头模型图像；

③ 256×256 的头模型图像。

(2) 使用不同的灰度窗显示图像。

(3) 尝试改变模型形状与图像区域数值。

3. 程序参考流程图

程序参考流程图如图 2.2 所示。

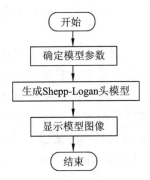

图 2.2　Shepp-Logan 头模型仿真的流程图

4. 编程说明

在 MATLAB 中，利用函数"phantom"即可生成一个 Shepp-Logan 头模型，函数用法简介如下。

用法 1：P = phantom（DEF，N）

其中，P 为生成的头模型图像；DEF 为字符串，定义了头模型的类型，可选参数为′Shepp-Logan′和′Modified Shepp-Logan′（默认），前者表示标准 Shepp-Logan 头模型，后者是为了计算机实现时达到更好的视觉效果而改进的 Shepp-Logan 头模型；N 定义了生成图像的大小，默认值为 256。

用法 2：P = phantom（E，N）

即生成自定义头模型。其中，E 是自定义头模型的参数，每一行对应头模型中的一个椭圆，它有 6 列，依次定义了头模型椭圆的密度、垂直半轴长、水平半轴长、中心点横坐标、中心点纵坐标、旋转角度；其他同用法 1。

用法 3：[P，E] = phantom（...）

其中，E 返回生成的头模型的椭圆参数，其他同用法 1、2。

可以使用"imshow"来显示一幅图像（这里主要用于显示灰度图像），函数用法简介如下。

用法 1：imshow(I)

显示一幅灰度图像 I。

用法 2：imshow(I，[low high])

用指定的灰度范围[low high]显示灰度图像 I。图像中灰度值等于或低于 low 的都显示为黑色，大于或等于 high 的都显示为白色，介于 low 和 high 之间的用其灰度级的默认值的中间色调显示。如果用一个空矩阵（[]）来代替 [low high]，imshow 函数将使用 $[\min(I(:)) \max(I(:))]$ 作为第二个参数。

5. 实验步骤

（1）认真阅读本实验的原理部分及实验任务；

（2）根据流程图及编程说明编写 MATLAB 程序，并调试通过；

（3）运行程序，在计算机屏幕上显示实验任务要求的 S-L 头模型图像。

6. 总结与思考

（1）在 256×256 像素组成的 Shepp-Logan 头模型图像中最小的椭圆由几个像素点组成？图像的像素大小是多少？

（2）若要想突出图像中某一灰度范围内的内容，可采用灰度窗显示方法，即把原图像中某一范围的灰阶放大到显示屏的满刻度灰阶。如图 2.3 所示，在变换过程中原图像中凡是比 Gmax 大的灰度值在变换后都被置为最大显示灰度 255，而比 Gmin 小的灰度值在变换后则将被置为最小显示灰度 0，试用上述方法改变头模型显示的灰度范围，观察屏幕显示效果。

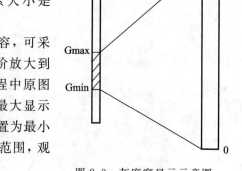

图 2.3　灰度窗显示示意图

附：显示 Shepp-Logan 头模型图像的参考程序。

```
clc;
clear all;
close all;
% 自定义头模型的参数矩阵
shep =[  1   .69   .92    0      0      0
        −.8  .6624 .8740  0    −.0184   0
        −.2  .1100 .3100  .22    0    −18
        −.2  .1600 .4100 −.22    0     18
         .1  .2100 .2500  0     .35     0
         .1  .0460 .0460  0     .1      0
         .1  .0460 .0460  0    −.1      0
         .1  .0460 .0230 −.08  −.605    0
         .1  .0230 .0230  0    −.606    0
         .1  .0230 .0460  .06  −.605    0];
N=256;
I=phantom(shep, N);     % 生成自定义的 Shepp-Logan 头模型
% I=phantom(N);          % 生成默认的 Shepp-Logan 头模型
figure; imshow(I,[]);    % 全局灰度级显示
figure; imshow(I, [−0.1 1.1]);    % 显示窗口[−0.1 1.1]
figure; imshow(I, [0.9 1.1]);     % 显示窗口[0.9 1.1]
```

运行上述程序，得到图 2.4 所示的头模型图像。

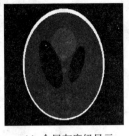
(a) 全局灰度级显示

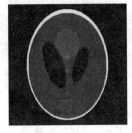
(b) 显示窗口[−0.1 1.1]

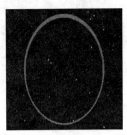
(c) 显示窗口[0.9 1.1]

图 2.4　256×256 头模型图像

实验 2　平行束投影数据的仿真

在 X – CT 中投影数据来自于对受检体断层的扫描，而对于 Shepp-Logan 头模型，投影数据是通过仿真计算出来的，这正是本实验将要介绍的内容。

(一) 实验原理

S – L 头模型能得到业界的广泛推崇，不仅因其图像形状与数值具有典型性，同时还因为它可以容易地获得模型投影数据的解析表达式。在此我们先从最简单的情形加以讨论。图 2.5 给出了一个椭圆，中心位置在原点，其长轴 A 与 X 轴重合，短轴 B 与 Y 轴重合。假设椭圆内的密度为 ρ，椭圆外密度为零。该则该椭圆的图像可用如下方程表示

$$f(x,\, y) = \begin{cases} \rho, & \text{当} \dfrac{x^2}{A^2} + \dfrac{y^2}{B^2} \leqslant 1 \quad \text{（椭圆内）} \\ 0, & \text{其他} \qquad\qquad\quad \text{（椭圆外）} \end{cases} \tag{2.3}$$

椭圆的投影函数如图 2.5 中 $p_\theta(t)$ 所示。事实上，$p_\theta(t)$ 上各点的投影值就等于椭圆内对应的投影线段长度乘以密度 ρ。以图中投影线 MN 为例，则

$$p_\theta(t) = \int_{MN} \rho \mathrm{d}l = \rho \overline{MN} \tag{2.4}$$

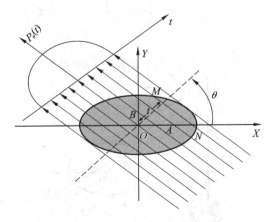

图 2.5　投影数据生成与计算示意图

其中，θ 为投影角度，t 为探测器所在方向上的长度。由于 MN 的法线表达式为

$$x\cos\theta + y\sin\theta = t \tag{2.5}$$

将式(2.3)、式(2.5)联立求解即可得到投影线与椭圆的交点 M、N 的坐标：

$$x_{1,2} = \frac{tA^2\cos\theta \mp AB\sin\theta\ \sqrt{r^2-t^2}}{r^2}$$

$$y_{1,2} = \frac{tB^2\sin\theta \pm AB\cos\theta\ \sqrt{r^2-t^2}}{r^2} \tag{2.6}$$

这里

$$r^2 = A^2\cos^2\theta + B^2\sin^2\theta$$

MN 的长度可表示为

$$\overline{MN} = \sqrt{(x_2-x_1)^2 + (y_2-y_1)^2} = \frac{2AB\ \sqrt{r^2-t^2}}{r^2} \tag{2.7}$$

这样，投影函数 $p_\theta(t)$ 的一般表达式为

$$p_\theta(t) = \begin{cases} \rho\ \dfrac{2AB\ \sqrt{r^2-t^2}}{r^2}, & 当\ |t| \leqslant r \\ 0, & 当\ |t| > r \end{cases} \tag{2.8}$$

　　对于一般情况下的椭圆，参见图2.6，设中心位于坐标 (x_0,y_0) 处，长轴 A 相对于 x 轴沿逆时针方向旋转 α 角，投影线与 x 轴的夹角仍为 θ。只要经过适当坐标变换，也可求出该椭圆的投影函数。这里结合图2.7进行简要地讨论。

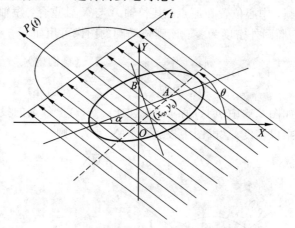

图 2.6　更为一般情况下的投影数据产生

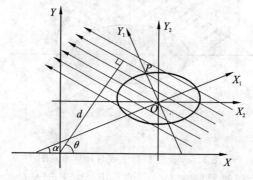

图 2.7　一般椭圆投影生成与计算示意图

在图 2.7 所示的坐标系 $X_1O'Y_1$ 中，椭圆方程为

$$\frac{x_1^2}{A^2} + \frac{y_1^2}{B^2} = 1 \tag{2.9}$$

旋转坐标系，有

$$x_1 = x_2\cos\alpha + y_2\sin\alpha$$
$$y_1 = -x_2\sin\alpha + y_2\cos\alpha \tag{2.10}$$

而在坐标系 $X_2O'Y_2$ 中，椭圆方程为

$$\frac{(x_2\cos\alpha + y_2\sin\alpha)^2}{A^2} + \frac{(-x_2\sin\alpha + y_2\cos\alpha)^2}{B^2} = 1 \tag{2.11}$$

坐标平移，有

$$x_2 = x - x_0$$
$$y_2 = y - y_0 \tag{2.12}$$

即可得到椭圆坐标系 XOY 中的方程

$$\frac{[(x-x_0)\cos\alpha + (y-y_0)\sin\alpha]^2}{A^2} + \frac{[-(x-x_0)\sin\alpha + (y-y_0)\cos\alpha]^2}{B^2} = 1 \tag{2.13}$$

将式(2.5)与式(2.13)式联立求解，计算出投影与椭圆的交点 P、Q 的坐标，再计算出线段 $\overline{PQ}$ 的长度：

$$\overline{PQ} = \frac{2AB\sqrt{r_a^2 - d_a^2}}{r_a^2} \tag{2.14}$$

这里

$$r_a{}^2 = A^2\cos^2(\theta - \alpha) + B^2\sin^2(\theta - \alpha)$$
$$d_a = t - x_0\cos\theta - y_0\sin\theta$$

投影函数 $p_{\theta,\,a}(t)$ 为

$$p_{\theta,\,a}(t) = \rho\,\overline{PQ}$$
$$= \rho\,\frac{2AB\sqrt{A^2\cos^2(\theta-\alpha) + B^2\sin^2(\theta-\alpha) - (t - x_0\cos\theta - y_0\sin\theta)^2}}{A^2\cos^2(\theta-\alpha) + B^2\sin^2(\theta-\alpha)} \tag{2.15}$$

其中 A、B、α 分别为椭圆长轴、短轴、旋转角。对于 S-L 头模型，其中的 10 个椭圆可以分别按照式(2.15)处理得到投影数据。利用计算机计算投影数据时可以参照以上推导过程进行编程。

（二）头模型投影数据仿真的实验研究

1. 实验目的

(1) 理解投影和投影函数的概念和意义；

(2) 了解头模型投影数据的产生过程；

(3) 学会用 MATLAB 编程实现对 S-L 头模型投影数据的仿真计算。

2. 实验任务

用两种方法实现对 S-L 头模型平行束投影数据的仿真计算，头模型图像大小为256×256，投影角度为0，1，…，179。这两种方法为：

方法一：利用 radon 变换产生投影数据；

方法二：利用本节所推导出的解析法计算投影数据。

3. 程序参考流程图

对于程序参考流程图，有方法一，见图2.8。

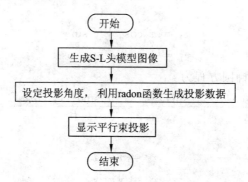

图 2.8　利用 radon 变换产生投影数据的流程图

方法二，见图 2.9。

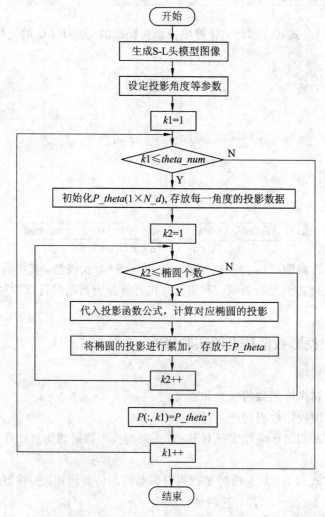

图 2.9　利用解析法计算投影数据的流程图

编程参考变量：

N：重建图像大小(256)；

N_d：探测器通道个数；

I：原始图像；

theta：投影角度；

theta_num：投影角度个数；

xe、ye、ae、be、alpha、rho：分别为椭圆中心 x 坐标、y 坐标、椭圆短半轴、长半轴、椭圆旋转角度、椭圆对应密度；

TT：(归一化)探测器坐标；

P：N_d×theta_num 矩阵，存放投影数据；

P_theta：1×N_d 矩阵，用于存放每一角度下的投影数据。

4. 编程说明

计算机实现时可用 Radon 变换来获得仿真投影数据，在 MATLAB 中就有与 Radon 变换相对应的函数——"radon"，函数简介如下：

R = radon (I，theta)

radon 变换：返回灰度图像 I 在角度 theta 下的 radon 变换(即投影)。其中，若 theta 为标量，则 R 为列向量；若 theta 为向量，则 R 为矩阵，其每一列对应一个 theta 角度的 radon变换。theta 默认值为 0，1，…，179。

imagesc：自动对读入的图像数据进行缩放，显示亮度图像(数据缩放使用完整的颜色表)。

colormap：用来定义图像显示用的颜色查找表，如 colormap(pink)可以把黑白图像显示成带粉红色的图像。

colorbar：用于显示色彩条。

5. 实验步骤

(1) 认真阅读本实验的原理部分及实验任务；

(2) 参照流程图及编程说明编写 MATLAB 程序，并调试通过；

(3) 运行程序，在计算机上显示 256×256 头模型原始图像及 180°平行束投影数据图像。

6. 总结与思考

(1) 产生投影数据是进行图像重建算法仿真的前提，也是理解后续章节算法的基础，理解并掌握 radon 变换的原理和投影函数 $p_{\theta,a}(t)$ 的计算过程是本节的核心。请查阅有关文献，弄懂 radon 变换的实质。

(2) 如果一个二维物体是一个点源，利用探测器从两个不同方向采集的数据足以精确重建这个物体的图像。如果这个二维物体含有三个不在同一条直线上的点源，至少需要在多少个方向采集数据才能精确地重建这个物体的图像？

附：利用 radon 变换计算平行束投影数据的参考程序

```
clc；
clear all；
close all；
```

I = phantom(256);   % 生成 256×256 的 Shepp-Logan 头模型

theta = 0：179;   % 投影角度

P = radon(I, theta);% 生成投影数据

figure;% 显示原始图像

imshow(I，[])，title('256×256 头模型图像');

figure；%显示投影数据

imagesc(P)，colormap(gray)，colorbar，title('180°平行束投影图像');

运行上述程序，得到图 2.10 所示的头模型平行束投影仿真数据。

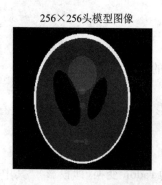

256×256头模型图像　　　　180°平行束投影图像

(a) 256×256头模型图像　　　　(b) 利用**radon**变换得到的平行束投影

图 2.10　利用 radon 变换产生平行束投影数据

利用解析法计算平行束投影数据的参考程序

clc；

clear all；

close all；

%%======仿真参数设置======%%

N = 256；% 重建图像大小，探测器通道个数

theta = 0：1：179；% 投影角度

%%======产生仿真数据======%%

I = phantom(N)；% 产生 shepp_logan 头模型

N_d = 2 * ceil(norm(size(I) − floor((size(I) − 1)/2) − 1)) + 3；% 设定探测器通道个数

P = medfuncParallelBeamForwardProjection(theta, N, N_d)；% 产生投影数据

%%======仿真结果显示======%%

figure；% 显示原始图像

imshow(I，[])，title('256×256 头模型图像')；

figure；% 显示投影数据

imagesc(P)，colormap(gray)，colorbar，title('180°平行束投影')；

子程序：

function P = medfuncParallelBeamForwardProjection(theta, N, N_d)

% Parallel beam forward projection function

% — — — — — — — — — —

% 输入参数：

% thata ：投影角度矢量 in degrees

```
% N：图像大小
% N_d：探测器通道个数
% ——————————
% 输出参数：
% P：投影数据矩阵（N_d * theta_num）
% ===============================%
%        A      a      b      x0      y0      phi
shep = [ 1    .69    .92     0       0       0
        -.8   .6624  .8740   0      -.0184   0
        -.2   .1100  .3100   .22     0      -18
        -.2   .1600  .4100  -.22     0       18
         .1   .2100  .2500   0       .35     0
         .1   .0460  .0460   0       .1      0
         .1   .0460  .0460   0      -.1      0
         .1   .0460  .0230  -.08    -.605    0
         .1   .0230  .0230   0      -.606    0
         .1   .0230  .0460   .06    -.605    0 ];
theta_num = length(theta);
P = zeros(N_d, theta_num);          % 存放投影数据
rho = shep(:, 1).';                 % 椭圆对应密度
ae = 0.5 * N * shep(:, 2).';        % 椭圆短半轴
be = 0.5 * N * shep(:, 3).';        % 椭圆长半轴
xe = 0.5 * N * shep(:, 4).';        % 椭圆中心 x 坐标
ye = 0.5 * N * shep(:, 5).';        % 椭圆中心 y 坐标
alpha = shep(:, 6).';               % 椭圆旋转角度
alpha = alpha * pi/180;
theta = theta * pi/180;             % 角度换算成弧度
TT = -(N_d-1)/2 : (N_d-1)/2;        % 探测器坐标
for k1 = 1 : theta_num
    P_theta = zeros(1, N_d);            % 存放每一角度投影数据
    for k2 = 1: max(size(xe))
        a = (ae(k2) * cos(theta(k1)-alpha(k2)))^2+(be(k2) * sin(theta(k1)-alpha(k2)))
            ^2;
        temp = a- (TT-xe(k2) * cos(theta(k1))-ye(k2) * sin(theta(k1))).^2;
        ind = temp>0; % 根号内值需为非负
        P_theta(ind) = P_theta(ind) + rho(k2) * (2 * ae(k2) * be(k2) * sqrt(temp
(ind))). /a;
    end
    P(:, k1) = P_theta.';
end
```

运行上述程序,得到图 2.11 所示解析法的平行束投影仿真数据。

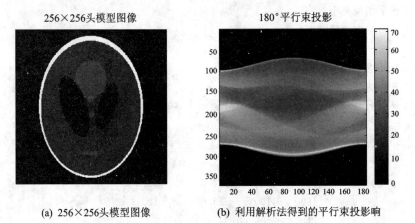

（a）256×256头模型图像　　　　（b）利用解析法得到的平行束投影响

图 2.11　利用解析法计算平行束投影数据

实验 3　直接反投影算法重建实验

（一）实验原理

直接反投影重建算法的主要思想是将每一次测得的投影数据沿着扫描路径"原路"回抹（反投影）到路径经过的像素上。也就是说断层平面中某像素的值被看作所有经过该像素射线的投影值的累加（或均值）。直接反投影法具有简单、容易实现的特点，但得出的图像很模糊，需要后续比较费时的修正才能恢复原来的图像。

在平行束扫描方式下，除了固定坐标系 $x-y$ 和极坐标系 (r,ϕ) 外，我们常引入旋转坐标系 $t-s$，以方便原理的说明。坐标系 $t-s$ 与坐标系 $x-y$ 原点重合，夹角为 θ。于是，射线位置可由坐标 (t,θ) 唯一确定，同时 (t,θ) 也对应着一个射线投影值。由图 2.12 容易看出，过 (r,ϕ) 的射线 (t,θ) 满足方程：

$$t = r\cos(\phi - \theta) \tag{2.16}$$

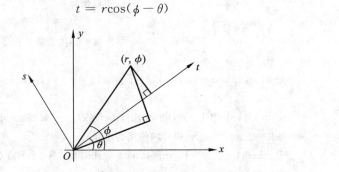

图 2.12　给定 r,ϕ 值后射线满足 $t=r\cos(\phi-\theta)$

在实际平移/旋转扫描模式下，因扫描操作是以角增量 Δ 和步距 d 步进的，故 (t,θ) 常表示成离散量 $(nd,m\Delta)$，这里 m,n 为整数。对于投影数据 $p(t,\theta)$ $(t=nd,\theta=m\Delta)$ 也是离散的。Δ、d 需要足够小，否则经过 (r,ϕ) 的那些射线不会恰好经过实际的离散射线的位置 $(m\Delta,nd)$。用数学语言表达为

$$f(r, \phi) = \frac{1}{M} \sum_{m=0}^{M-1} \tilde{p}_{m\Delta} [r\cos(\phi - m\Delta)] \tag{2.17}$$

一般地，式中 $r\cos(\phi - m\Delta) \neq nd$（参见图 2.13），故 $\tilde{p}_{m\Delta}[r\cos(\phi - m\Delta)]$ 并不能直接得出，必须进行内插。常用的内插方式有近邻内插与线性内插，具体内插方式的介绍请参考文献[3]和文献[7]。

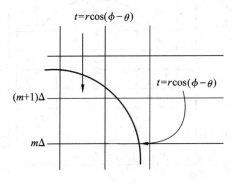

图 2.13　内插说明用图

1. 内插计算

前已说明 $t = nd$，$\theta = m\Delta$ 均为离散的。对空间某点 (x_i, y_j) 在某一视角 $\theta = \theta_m = m\Delta$ 下，必有一射线 t_m 随之而定：

$$t_m = x_i \cos\theta_m + y_j \sin\theta_m \tag{2.18}$$

由于 (x_i, y_j) 是空间中任一点像素坐标，故按式(2.18)算得的 t_m 并不正好为 d 的整数倍，它可能位于 $n_0 d$ 与 $(n_0 + 1)d$ 之间，即

$$t_m = (n_0 + \delta)d, \quad 0 < \delta < 1 \tag{2.19}$$

此时，若采用线性内插，则

$$\begin{aligned} \tilde{p}(t_m, \theta_m) &= \tilde{p}_{m\Delta}[(n_0 + \delta)d] \\ &= \tilde{p}_{m\Delta}(n_0 d) + \frac{\tilde{p}_{m\Delta}[(n_0 + 1)d] - \tilde{p}_{m\Delta}(n_0 d)}{d}(t_m - n_0 d) \end{aligned} \tag{2.20}$$

省去与固定视角 Δ 有关的下标，并令 $d = l$，则式(2.20)可表示为（参见图 2.14）

$$\begin{aligned} \tilde{p}(n_0 + \delta) &= \tilde{p}(n_0) + \delta[\tilde{p}(n_0 + 1) - \tilde{p}(n_0)] \\ &= (1 - \delta)\tilde{p}(n_0) + \delta\tilde{p}(n_0 + 1) \end{aligned} \tag{2.21}$$

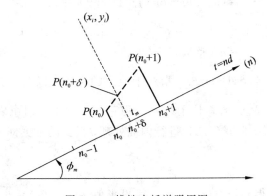

图 2.14　线性内插说明用图

上式就是我们要用的内插公式。为了使用计算式(2.21)，必须先算出 n_0 与 δ。

通常将图像区域分成 $N \times N$ 个像素。射束在平移后绕图像区域中心旋转(参见图 2.15)。对每一视角 θ，射束从 0 号射束开始向另一端平移，射束编号也逐步增加。

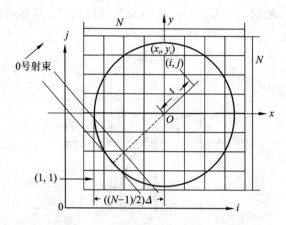

图 2.15　坐标 $x-y$，$i-j$，以及 t，$\tilde{t}$ 的关系说明图

t 以 $x=0$，$y=0$ 为坐标原点，按照射束的实际配置，以射束的一端作为原点为宜，这样在计算中可避免负值。这一新的坐标记为 $\tilde{t}$。我们的目的就是根据任一像素坐标(x_i, y_j)或以 i，j 坐标表示为(i, j)算得 t，再归算至 $\tilde{t}$。根据图 2.15，注意像素的宽度为 1，i，j 的最小值也是 1。以图示的 i，j 坐标代替原点在画面中央的 x，y 坐标，其目的也是为了在计算时避免负值。对于任一像素(x_i, y_j)及视角 θ，有

$$t = x_i \cos\theta + y_j \sin\theta = \left(i - \frac{N}{2}\right)\cos\theta + \left(j - \frac{N}{2}\right)\sin\theta$$

$$= (i-1)\cos\theta + (j-1)\sin\theta - \frac{N}{2}(\cos\theta + \sin\theta) \tag{2.22}$$

如以 $\tilde{t}$ 表示，有

$$\tilde{t} = t + \frac{N}{2}$$

$$= (i-1)\cos\theta + (j-1)\sin\theta - \frac{N}{2}(\cos\theta + \sin\theta) + \frac{N}{2}$$

$$= (i-1)\cos\theta + (j-1)\sin\theta + \frac{N}{2}(1 - \cos\theta - \sin\theta)$$

$$= (i-1)\cos\theta + (j-1)\sin\theta + C_\theta(\text{常数})$$

$$= n_0(\text{整数}) + \delta(\text{小数}) \tag{2.23}$$

式中，$C_\theta(\text{常数}) = \frac{N}{2}(1 - \cos\theta - \sin\theta)$，指对于给定的视角 θ 以及 N，C_θ 为常数。n_0 为所求的射束编号，相应于(x_i, y_j)的 $\tilde{t}$ 位于第 n_0 号射束与 $n_0 + 1$ 号射束之间，与 n_0 号射束相距 δ。将得到的 n_0 和 δ 进行按照式(2.21)进行内插处理，得到的数据即为相应的像素点的一次投影值。

2. 反投影重建

内插处理后，即可得到经过(r, ϕ)的射线投影值 $\tilde{p}(t_m, \theta_m) = \tilde{p}_{m\Delta}[(n_0 + \delta)d]$，代入式(2.17)，得到

$$f(r, \phi) = \frac{1}{M} \sum_{m=0}^{M-1} \tilde{p}(t_m, \theta_m) \tag{2.24}$$

具体实现时，只需计算求和式，将 (r, ϕ) 改用 (i, j) 表示，t_m 用 $\tilde{t}_m$ 表示，并令 $\theta_m = m\Delta$，$m = 1, 2, \cdots, M$，M 为离散化角度的个数。当 $\theta = m\Delta$ 时，记为

$$\begin{aligned} \tilde{t}\,\big|_{\theta=m\Delta} &= \tilde{t}_m(i, j) \\ &= (i-1)\cos(m\Delta) + (j-1)\sin(m\Delta) + C_m \end{aligned} \tag{2.25}$$

这样，式(2.24)可表示为

$$f(i, j) = \sum_{m=1}^{M} \tilde{p}(\tilde{t}_m(i, j), m\Delta) \tag{2.26}$$

上式在计算机实现时可用一下递推公式来计算：

$$f_m(i, j) = f_{m-1}(i, j) + \tilde{p}[\tilde{t}_m(i, j), m\Delta], \text{ 其中 } m = 1, 2, \cdots, M \tag{2.27}$$

利用式(2.27)就可方便地用计算机来实现反投影重建。

(二) 直接反投影算法的实验研究

1. 实验目的
(1) 掌握直接反投影算法的基本原理及实现过程；
(2) 学会用 MATLAB 编写程序实现直接反投影重建算法。

2. 实验任务
对 S-L 头模型进行直接反投影重建，采用两种方法：
方法一：利用"iradon"函数进行直接反投影重建；
方法二：采用本节推导出来的直接反投影算法进行重建。

3. 程序参考流程图
方法一、方法二的流程图分别如图 2.16 和图 2.17 所示。

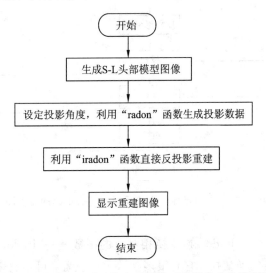

图 2.16　用"iradon"函数实现直接反投影重建的流程图

编程参考变量：

　　delta：角度增量；

rec：N×N 零矩阵存储重建后的像素值。

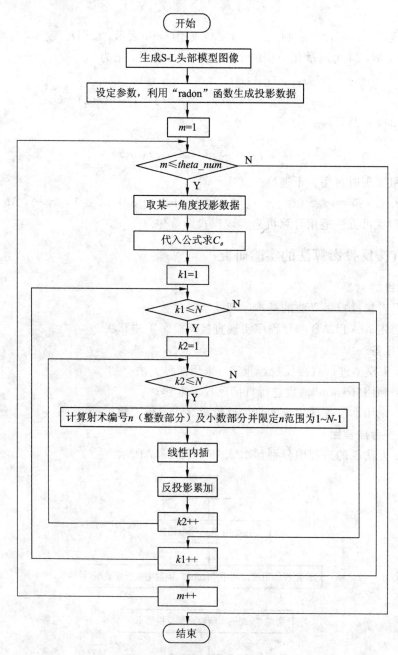

图 2.17　本节推导的直接反投影算法重建的流程图

4. 编程说明

在 MATLAB 中也有与 Radon 逆变换相对应的函数——"iradon"，此函数是通过反投影法来实现 Radon 变换的逆变换，它有很多参数可以设置，可用它来做后面将要讲到的滤波反投影(FBP)算法图像重建。函数简介如下：

用法 1：I = iradon (R , theta)

radon 逆变换，返回由平行束投影 R 重建的图像 I，这里假定旋转中心就是投影中心，

即为 ceil(size(R，1)/2)。其中 theta 为投影角度（弧度），它可以是角度的行向量或定义为
D_theta 的投影角度增量的标量。

用法 2：I = iradon(R，theta，interpolation，filter，frequency_scaling，output_size)
设置做 radon 逆变换的参数。后面四个参数可以自行设定，若忽略则采用默认值。
interpolation 定义做反投影的插值方法，默认为线性插值法。可选方法如表 2.2 所示：

表 2.2　interpolation 的插值方法

参数值	说　明
′nearest′	最近邻插值法
′linear′	线性插值法（默认）
′spline′	三次样条插值法
′pchip′	保形分段三次插值法
′cubic′	同′pchip′
′v5cubic′	MATLAB5 中的三次插值法

filter 定义频域滤波时使用的滤波器。它可以是表 2.3 指代标准滤波器的字符串中任一个。

表 2.3　filter 可选滤波器

参数值	说　明
′Ram-Lak′	截短的 R－L 滤波器或斜坡滤波器（默认），其频率响应为|f|。由于此滤波器对噪声敏感，建议选择下面的滤波器
′Shepp-Logan′	S－L 滤波器。由 R－L 滤波器乘以辛格(sinc)函数得到
′Cosine′	余弦滤波器。由 R－L 滤波器乘以余弦(cosine)函数得到
′Hamming′	海明滤波器。由 R－L 滤波器乘以海明(hamming)窗得到
′Hann′	汉宁滤波器。由 R－L 滤波器乘以海明(hann)窗得到
′none′	不采用滤波器

frequency_scaling 是在(0，1]之间的标量，它通过改变频率轴的比例以修改滤波器。
其默认值为 1。若 frequency_scaling 小于 1，则滤波器将被归一化压缩以适应(0，frequency
_scaling]的频率范围；所有高于 frequency_scaling 的频率都会变为 0。

output_size 定义重建图像的大小。若 output_size 未定义，则重建图像大小将根据投影
长度设定为 output_size = 2 * floor(size(R, 1)/(2 * sqrt(2)))。若定义了 output_size，
iradon 将重建出一个较小或者较大的图像，但不会改变数据的比例。若投影是通过 radon
函数计算得来的，则重建图像可能与原始图像大小不一样。

size 函数：

（1）s＝size(A)，当只有一个输出参数时，返回一个行向量，该行向量的第一个元素是
数组的行数，第二个元素是数组的列数；

（2）[r，c]＝size(A)：当有两个输出参数时，size 函数将数组的行数返回到第一个输
出变量，将数组的列数返回到第二个输出变量。

floor：向负无穷方向取整。

5. 实验步骤

（1）认真阅读本实验的原理部分及实验任务；

（2）根据流程图及编程说明编写 MATLAB 程序，并调试通过；

（3）运行程序，在计算机上显示 256×256 头模型原始图像及直接反投影法重建的图像。

6. 总结与思考

（1）直接反投影重建出的图像会出现星状伪迹，请分析其产生原因。

（2）反投影重建中，为什么需要进行插值处理？

（3）Radon 逆变换的实质是什么？

附：利用"iradon"函数，直接反投影重建的参考程序

```
clc;
clear all;
close all;
I=phantom(256);% 生成 256×256 的 Shepp-Logan 头部模型
theta=0：179；% 投影角度 180°
P=radon(I, theta)；% 生成投影数据
rec=iradon(P, theta, 'None')；%直接反投影重建(不采用滤波器即为直接反投影重建)
figure；% 显示原始图像
imshow(I, [])，title('原始图像')；
figure；% 显示重建后图像
imshow(rec, [])，title('直接反投影重建图像')；
```

重建结果如图 2.18 所示。

原始图像　　　　　　　　　　直接反投影重建图像

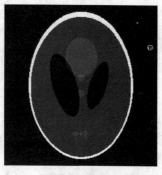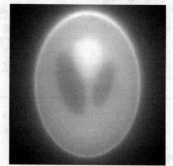

(a) 256×256头模型图像　　　　　(b) 利用"radon"函数得到的直接反投影重建图像

图 2.18　利用"iradon"函数进行直接反投影重建

利用解析法直接反投影重建的参考程序

```
%%===主程序===%%
clc;
clear all;
close all;
%%=====投影参数设置======%%
N=256；　　% 重建图像大小，探测器通道个数也设为 N
I=phantom(N)；　% 生成 Shepp-Logan 头部模型
delta=pi / 180；　% 角度增量
theta=0：1：179；　% 投影角度
theta_num=length(theta)；
```

％％＝＝＝＝＝生产投影数据＝＝＝＝＝％％

P＝radon(I，theta)；％ radon 变换

[mm，nn]＝size(P)；％ 计算投影矩阵的行、列长度

e＝floor((mm－N－1)/2＋1)＋1；％ 投影数据的默认投影中心为 floor((size(I)＋1)/2)

P＝P(e：N＋e－1，：)；％ 截取中心 N 点数据

P1＝reshape(P，N，theta_num)；

％％＝＝＝＝＝反投影重建＝＝＝＝＝％％

rec＝medfuncBackprojection (theta_num，N，P1，delta)；

％％ ＝＝＝＝＝＝投影结果显示＝＝＝＝＝＝％％

figure；％ 显示原始图像

imshow(I，[])，title('原始图像')；

figure；％ 显示重建后图像

imshow(rec，[])，title('直接反投影重建图像')；

子程序：

```
function rec＝medfuncBackprojection(theta_num，N，R1，delta)
% Backprojection reconstruction function
% ——————————
% 输入参数：
% theta_num ：投影角度个数
% N：图像大小、探测器通道个数
% R1：投影数据矩阵(N * theta_num)
% delta：角度增量(弧度)
% ——————————
% 输出参数：
% rec：反投影重建图像矩阵
% ＝＝＝＝＝＝＝＝＝＝＝＝＝＝＝＝＝＝＝＝＝＝＝＝％
rec＝zeros(N)；％存储重建后的像素值
for m＝1：theta_num
  pm＝R1(：，m)；％取某一角度的投影数据
  Cm＝(N/2) * (1－cos((m－1) * delta)－sin((m－1) * delta))；
    for k1＝1：N
        for k2＝1：N
            %以下是射束计算，需要注意的是射束编号 n 取值范围为 1～N－1
            Xrm＝Cm＋(k2－1) * cos((m－1) * delta)＋(k1－1) * sin((m－1) * delta)；
            n＝floor(Xrm)；% 射束编号(整数部分)
            t＝Xrm－floor(Xrm)；% 小数部分
            n＝max(1, n)；n ＝ min(n, N－1)；% 限定 n 范围为 1～N－1
            p＝(1－t) * pm(n)＋t * pm(n＋1)；%线性内插
            rec(N＋1－k1, k2)＝rec(N＋1－k1, k2)＋p；%反投影，图像需要翻转 90°
        end
        end
end
```

重建结果如图 2.19 所示。

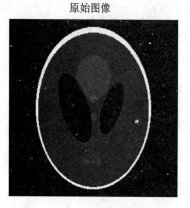
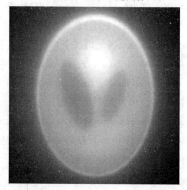

原始图像　　　　　　　　　　　　　　直接反投影重建图像

(a) 256×256头模型图像　　　　(b) 利用解析法得到的直接反投影重建图像

图 2.19　利用解析法进行直接反投影重建

实验 4　滤波反投影算法重建实验

（一）实验原理

目前临床医用 CT 采用的重建算法主要是是所谓的滤波反投影法（Filter Back Projection，FBP）。此方法是把获得的投影函数先做滤波处理，得到修正的投影函数，然后将修正过的投影函数进行反投影和累加等处理。

滤波反投影重建的理论推证这里不作详述，我们直接给出结论并关注其实现过程。经过滤波反投影重建后，重建图像在 (x, y) 处的解析表达式为

$$f(x, y) = \int_0^\pi g(t, \theta) \mathrm{d}\theta \tag{2.28}$$

其中

$$g(t, \theta) = \int_{-\infty}^{+\infty} |\omega| P(\omega, \theta) \mathrm{e}^{j2\pi\omega t} \mathrm{d}\omega = h(t) * p(t, \theta) \tag{2.29}$$

表示经过滤波修正后的投影函数。

式中，$h(t)$ 是传递函数 $H(\omega) = |\omega|$ 的傅里叶逆变换，$p(t, \theta)$ 是传递函数 $P(\omega, \theta)$ 的傅里叶逆变换。由于频域滤波相当于空间域卷积，因此滤波反投影也称为卷积反投影（Convolution BackProjection，CBP）。

于是，滤波反投影图像重建方法可分解为以下几个步骤：

（1）在某角度 θ 下对成像断层进行投射，得到投影 $p(t, \theta)$；

（2）用传递函数为 $H(\omega) = |\omega|$ 的滤波器对投影 $p(t, \theta)$ 进行滤波，得到滤波投影 $g(t, \theta)$；

（3）将 $t = m_0$（m_0 取遍要求范围内的实数）时的滤波投影均匀反投射（回抹）于 $t = m_0$ 决定的射线上；

（4）将所有投射角度下（0～π 范围内）对步骤（3）的反投影值进行累加，得到重建图像每个像素的值。

传递函数为 $H(\omega) = |\omega|$ 的滤波器是一个频带无穷大的理想滤波器，是不可能实现的。必

须寻找具有有限频带$(-B,B)$且又能保证足够重建精度的滤波器进行替代，常用的是 Ram-Lak (R-L)滤波函数和 Shepp-Logan (S-L)滤波函数，其频率域特性如图 2.20 和图 2.21 所示。当选择空域采样频率为 $2B$，也就是数字化采样间隔 $\delta=1/2B$ 时，其采样序列分别如下：

$$h_{RL}(n\delta)=\begin{cases}\dfrac{1}{4\delta^2}, & n=0,\\[2mm] 0, & n\text{ 为偶数}\\[2mm] -\dfrac{1}{(n\pi\delta)^2}, & n\text{ 为奇数}\end{cases} \tag{2.30}$$

$$h_{SL}(n\delta)=-\frac{2}{\pi^2\delta^2(4n^2-1)} \quad (n=0,\pm1,\pm2,\cdots) \tag{2.31}$$

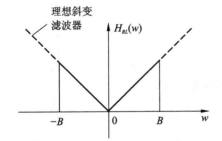
图 2.20　R-L 滤波函数的频域波形

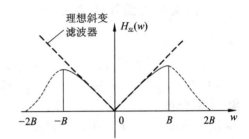
图 2.21　S-L 滤波函数的频域波形

1. 卷积计算

滤波反投影法的核心之一就是滤波，而频域滤波过程就相当于空间域卷积过程，在此用空间域的卷积来实现滤波。

对于式(2.29)，设在某一旋转角 θ 时，采得投影 $p(t,\theta)$，滤波函数为 $h(t)$，则滤波后的投影为

$$g(t,\theta)=p(t,\theta)*h(t) \tag{2.32}$$

由于数据在计算机实现时是离散的，故应进行离散卷积。参考直接反投影算法计算机实现时的说明知 $t=nd$、$\theta=m\Delta$，故对应于 t 取变量为 n，θ 取变量为 m，于是有

$$g(n,m)=p(n,m)*h(n)=\sum_{l=-N_l}^{N_l}p(n-l,m)h(l) \tag{2.33}$$

这里 $h(l)$ 或为相应于式(2.30)的 R-L 滤波函数，或为相应于式(2.31)的 S-L 滤波函数，当然也可能是其他函数。滤波函数总是对称的，理论上为无限长，实际上却只能取到有限长，在这里取 255 点，即在中点两边各取 127 点，换句话说，l 在 -127 至 127 间各点上取值。这样由上式可知，$p(n)$ 在卷积过程中还要用到 $n=-127$ 到 -1 及 $n=128$ 到 254 之间的值，最简单的方法是补零，但由此形成的投影数据误差较大，因此在 $n=-127$ 到 -1 间补以 $p'=\dfrac{p(0)+p(1)}{2}$ 在 $n=128$ 到 254 之间补以 $p''=\dfrac{p(126)+p(127)}{2}$。这种处理比补零更符合实际，这里取平均值是为了减小偶然误差。

考虑到式(2.33)中的 m 在某一投影角度下固定不变，又因 $h(l)$ 是对称的，因此式(2.33)变成

$$g(n, m) = g(n) = \sum_{l=-127}^{127} p(n-l)h(l) = \sum_{l=-127}^{127} p(n+l)h(l), \ n = 0, 1, 2, \cdots, 127$$

(2.34)

2. 反投影

反投影是滤波反投影算法的另一核心，其实就是前面介绍过的直接反投影算法，只不过是在反投影之前将投影数据进行卷积滤波预处理，在此不再赘述。极坐标下卷积反投影重建的公式为

$$f(r, \phi) = \int_0^\pi g(t, \theta) \big|_{t=r\cos(\phi-\theta)} \mathrm{d}\theta$$

(2.35)

（二）滤波反投影算法的实验研究

1. 实验目的

（1）掌握滤波反投影法算法的基本原理及实现过程；

（2）学会用 MATLAB 编写程序实现滤波反投影重建算法。

2. 实验任务

采用两种方法对投影数据进行仿真：

方法一：利用"iradon"函数采用 S－L 与 R－L 滤波器进行滤波实现滤波反投影算法；

方法二：利用本实验介绍的平行束滤波反投影（FBP）算法重建图像。

a）对椭圆平行束投影数据进行滤波反投影重建，分别采用 S－L 滤波函数和 R－L 滤波函数来实现，并对重建结果进行比较。

b）对 Shepp-Logan 图平行束投影数据进行滤波反投影重建，分别采用 S－L 滤波函数和 R－L 滤波函数来实现，并对重建结果进行比较。

3. 程序参考流程图

方法一的流程图见图 2.22，方法二的流程图见图 2.23。

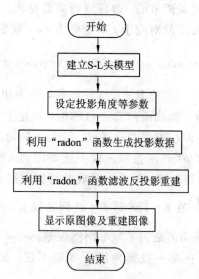

图2.22　利用"iradon"函数实现滤波反投影重建的流程图

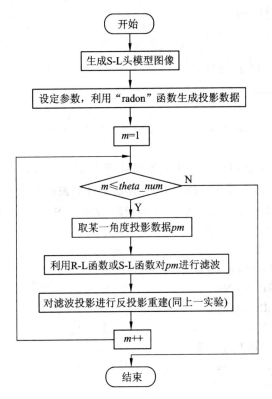

图 2.23　利用本节推导的滤波反投影算法重建的流程图

4. 编程说明

在 MATLAB 中可以用"conv"函数实现离散卷积，下面简单介绍该函数。

用法 1：C = conv(A，B)

计算向量 A 和 B 的卷积。卷积长度为 $\max([\text{length}(A) + \text{length}(B) - 1, \text{length}(A), \text{length}(B)])$。若 A 和 B 为多项式的系数向量，则卷积相当于两多项式的乘积。

用法 2：C = conv(A，B，shape)

用指定的参数 shape 返回卷积的一部分。其中，shape 指定了返回卷积的大小，可选参数如表 2.4 所示。

表 2.4　shape 可选参数

参数值	说　　明
′full′	返回全部卷积（默认）
′same′	返回与 A 大小相同的卷积中心部分
′valid′	仅仅返回没有零填充边的那部分卷积，用此选项，length(c) 等于 $\max(\text{length}(a) - \max(0, \text{length}(b) - 1), 0)$

R－L 滤波器和 S－L 滤波器在 MATLAB 中实现起来很容易，可参考以下程序：

```
% 以下是 R－L 滤波函数
for k=1：N
    fh_RL(k)＝－1/((pi * (k－N/2－1) * d)^2);
    if mod(k－N/2－1, 2)==0
```

```
            fh_RL(k)=0;
        end
    end
    fh_RL(N/2+1)=1/(4*d^2);
    % 以下是 S-L 滤波函数
    for k=1:N
        fh_SL(k)=-2/(pi^2*d^2*(4*(k-N/2-1)^2-1));
    end
```

除了利用离散卷积，还可以使用快速傅里叶变换(Fast Fourier Transform，FFT)实现算法的滤波过程以提高运算效率。利用 FFT 算法实现滤波的参考程序如下：

```
    % FFT 算法实现滤波，pm 为某一角度的投影，长度为 N，pm_RL 和 pm_SL 分别是经 R-L
    函数、S-L 函数滤波后的投影
    pm_fft=fft(pm,2*N);
    % R-L 函数滤波的 FFT 计算
    h_RL=fft(fh_RL,2*N);
    c_RL=ifft((h_RL.*pm_fft));
    pm_RL=c_RL(N/2+1:3*N/2);
    % S-L 函数滤波的 FFT 计算
    h_SL=fft(fh_SL,2*N);
    c_SL=ifft((h_SL.*pm_fft));
    pm_SL=c_SL(N/2+1:3*N/2);
```

5. 实验步骤

(1) 认真阅读本实验的原理部分及实验任务；

(2) 参照流程图及编程说明编写 MATLAB 程序，并调试通过；

(3) 运行程序，在计算机上显示 256×256 头模型原始图像以及滤波反投影图像。

6. 总结与思考

(1) 试分析滤波反投影算法与直接反投影算法的区别。

(2) 滤波反投影重建算法，其严格的理论根据何在，与中心切片定理有什么联系，滤波器的传递函数又是什么，在计算机上是如何实现的？

附：利用"iradon"函数使用不同滤波函数进行滤波反投影重建的参考程序

```
    clc;
    clear all;
    close all;
    N=256;%图像大小
    I=phantom(N);%Shepp-Logan 头模型
    theta=0:1:179;%投影角度
    P=radon(I,theta);%生成投影数据
    rec=iradon(P,theta,'linear','None');%直接反投影重建
    rec_RL=iradon(P,theta);%R-L 函数滤波反投影重建
    rec_SL=iradon(P,theta,'linear','Shepp-Logan');%S-L 函数滤波反投影重建
    figure;%显示图像
```

subplot(2，2，1)，imshow(I)，title('原始图像')；
subplot(2，2，2)，imshow(rec，[])，title('直接反投影重建图像')；
subplot(2，2，3)，imshow(rec_RL，[])，title('R－L 函数滤波反投影重建图像')；
subplot(2，2，4)，imshow(rec_SL，[])，title('S－L 函数滤波反投影重建图像')；

利用"iradon"函数使用不同滤波函数进行滤波反投影重建结果如图 2.24 所示。

原始图像

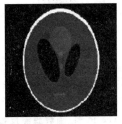

直接反投影重建图像

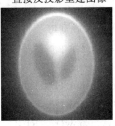

R-L函数滤波反投影重建图像

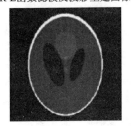

S-L函数滤波反投影重建图像

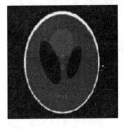

图 2.24　利用"iradon"函数进行滤波反投影重建

利用解析法使用不同滤波函数进行滤波反投影重建的参考程序(这里设定的参数与直接反投影算法中的相同)

```
%%===主程序===%%
clc；
clear all；
close all；
%%=======仿真参数设置=======%%
N = 256；              % 重建图像大小，探测器采样点数也设为 N
I = phantom(N)；       % Shepp-Logan 头模型
delta = pi/180；        % 角度增量(弧度)
theta = 0：1：179；     % 投影角度
theta_num = length(theta)；
d = 1；% 平移步长
%%=======产生投影数据=======%%
P = radon(I，theta)；        % radon 变换
[mm，nn] = size(P)；         % 计算投影数据矩阵的行、列长度
e = floor((mm－N－1)/2＋1)＋1；% 投影数据的默认投影中心为 floor((size(I)+1)/2)
P = P(e：N＋e－1，：)；%截取中心 N 点数据，因投影数据较多，含无用数据
P1 = reshape(P，N，theta_num)；
%%=====产生滤波函数=====%%
fh_RL＝medfuncRlfilterfunction(N，d)；        % R－L 滤波函数
```

```
fh_SL = medfuncSlfilterfunction(N, d);        % S-L 滤波函数
%%======滤波反投影重建(利用卷积)======%%
rec = medfuncBackprojection (theta_num, N, P1, delta);
% 直接反投影重建(利用上一实验编写的函数)
rec_RL = medfuncRLfilteredbackprojection(theta_num, N, P1, delta, fh_RL);
% R-L 函数滤波反投影重建
rec_SL = medfuncSLfilteredbackprojection(theta_num, N, P1, delta, fh_SL);
% S-L 函数滤波反投影重建
%%======结果显示======%%
figure;
subplot(2, 2, 1), imshow(I), xlabel('(a) 256x256 头模型(原始图像)');
subplot(2, 2, 2), imshow(rec, []), xlabel('(b) 直接反投影重建图像');
subplot(2, 2, 3), imshow(rec_RL, []), xlabel('(c) R-L 函数滤波反投影重建图像');
subplot(2, 2, 4), imshow(rec_SL, []), xlabel('(d) S-L 函数滤波反投影重建图像');
```

子程序：

```
function fh_RL=medfuncRlfilterfunction(N, d)
% R-L filter function
% -------------
% 输入参数：
% N：图像大小、探测器通道个数
% d：平移步长
% 输出参数：
% fh_RL：R-L 滤波函数
fh_RL=zeros(1, N);
for k1 = 1：N
    fh_RL(k1)=-1/(pi * pi * ((k1-N/2-1) * d)^2);
    if mod(k1-N/2-1, 2)==0
        fh_RL(k1)=0;
    end
end
fh_RL(N/2+1)=1/(4 * d^2);


function fh_SL=medfuncSlfilterfunction(N, d)
% S-L filter function
% -------------
% 输入参数：
% N：图像大小、探测器通道个数
% d：平移步长
% -------------
% 输出参数：
% fh_SL：S-L 滤波函数
fh_SL=zeros(1, N);
for k1=1：N
```

```
fh_SL(k1)=-2/(pi^2 * d^2 * (4 * (k1-N/2-1)^2-1));
end


function rec_RL=medfuncRLfilteredbackprojection(theta_num, N, R1, delta, fh_RL)
% R－L filtered back projection function
% ——————————————
% 输入参数：
% theta_num：投影角度个数
% N：图像大小、探测器通道个数
% R1：投影数据矩阵
% delta：角度增量（弧度）
% fh_RL ：R-L 滤波函数
% 输出参数：
% rec_RL ：反投影重建矩阵
rec_RL=zeros(N);
for m=1：theta_num
 pm=R1(：, m)；%某一角度的投影数据
 pm_RL=conv(fh_RL, pm, 'same')；% 做卷积
 Cm=(N/2) * (1-cos((m-1) * delta)-sin((m-1) * delta));
    for k1=1：N
        for k2=1：N
            %以下是射束计算，注意射束编号 n 取值范围为 1～N-1
            Xrm=Cm+(k2-1) * cos((m-1) * delta)+(k1-1) * sin((m-1) * delta);
            n=floor(Xrm)；          %射束编号（整数部分）
            t=Xrm-floor(Xrm)；    %小数部分
            n=max(1, n)； n = min(n, N-1)；         %限定 n 范围为 1～N-1
            p_RL =(1-t) * pm_RL(n)+t * pm_RL(n+1)；         %线性内插
            rec_RL(N+1-k1, k2) = rec_RL(N+1-k1, k2)+p_RL；      %反投影
        end
    end
end


function rec_SL = medfuncSLfilteredbackprojection(theta_num, N, R1, delta, fh_SL)
% S－L filtered back projection
% ——————————————
% 输入参数：
% theta_num：投影角度个数
% N：        图像大小、探测器通道个数
% R1：       投影数据矩阵
% delta：     角度增量（弧度）
% fh_SL：    S-L 滤波函数
% 输出参数：
% rec_SL：反投影重建矩阵
```

```
rec_SL = zeros(N);
for m = 1: theta_num
 pm = R1(:, m);
 pm_SL = conv(fh_SL, pm, 'same'); % 做卷积
 Cm = (N/2) * (1−cos((m−1) * delta)−sin((m−1) * delta));
    for k1 = 1: N
       for k2 = 1: N
           %以下是射束计算，注意射束编号 n 取值范围为 1～N−1
           Xrm = Cm+(k2−1) * cos((m−1) * delta)+(k1−1) * sin((m−1) * delta);
           n = floor(Xrm);           %射束编号(整数部分)
           t = Xrm−floor(Xrm);        %小数部分
           n = max(1, n); n = min(n, N−1);        %限定 n 范围为 1～N−1
           p_SL = (1−t) * pm_SL(n)+t * pm_SL(n+1);     %线性内插
           rec_SL(N+1−k1, k2) = rec_SL(N+1−k1, k2)+p_SL;      %反投影
       end
    end
end
```

利用解析法使用不同滤波函数进行滤波反投影重建的结果如图 2.25 所示。

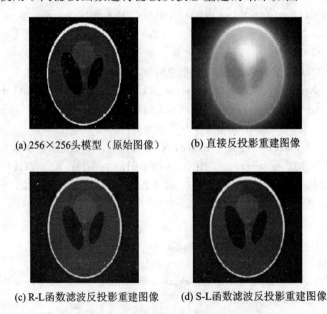

(a) 256×256头模型（原始图像）　　　(b) 直接反投影重建图像

(c) R-L函数滤波反投影重建图像　　　(d) S-L函数滤波反投影重建图像

图 2.25　利用解析法进行滤波反投影重建

参 考 文 献

[1]　Shepp L A, Logan B F, The Fourier Reconstruction of a Head Section, IEEE Trans. on Nuclear Science, 21(3): 21-43, 1974.

[2]　黄力宇. 医学成像的基本原理[M]. 北京：电子工业出版社，2009.

[3]　王阳萍，杜晓刚，赵庶旭，等. 医学影像图像处理[M]. 北京：清华大学出版社，2012.

[4]　庄天戈. CT 原理与算法[M]. 上海：上海交通大学出版社，1992.

[5]　曾更生. 医学图像重建[M]. 北京：高等教育出版社，2010.

[6]　高上凯. 医学成像系统[M]. 北京：清华大学出版社，2010.

[7]　(美)Jiang Hsieh. 计算机断层成像技术原理、设计、伪像和进展中文翻译版[M]. 张朝宗，等，译. 北京：科学出版社，2005.

[8]　黄力宇，赵静，李超. 医学影像的数字处理[M]. 北京：电子工业出版社，2012.

[9]　范慧赟. CT 图像滤波反投影重建算法的研究[D]. 西安：西北工业大学，2007.

[10]　黄建林，吕东辉. 图像重建中 X 射线投影模拟的常用方法[J]. 上海大学学报（自然科学版），12（3）：228 - 233，2006.

[11]　刘泽，孙丰荣，李艳玲，等. 三维 Shepp-Logan 头部模型仿真投影数据的计 算[J]. 山东大学学报（工学版），35(1)：59 - 63，2005.

第3章　扇束重建算法仿真实验

　　扇束投影重建算法大致分为两类：一类是重排算法，即将采集到的扇形数据重新排列成平行的射线投影数据，再用实验 2 所介绍的平行束算法重建；另一类算法是扇束投影直接重建算法，即根据扇形束投影数据本身的特点直接进行图像重建的方法。

　　根据扇束扫描检测器的布置形式，扇形射线的分布形式有两种：等角度分布的扇形束（等角扇束）和等间距分布的扇形束（等距扇束）。在等角扇束的模式下，检测器单元可以是直线分布，也可以是圆弧分布，如图 3.1(a)和(b)所示。在等距扇束的模式下，检测器单元在直线上是作等距分布的，但在这种情况下实现的分布是不等角度的，如图 3.2 所示。

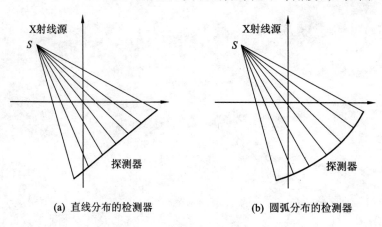

(a) 直线分布的检测器　　　　　　　　(b) 圆弧分布的检测器

图 3.1　等角度分布的扇形束

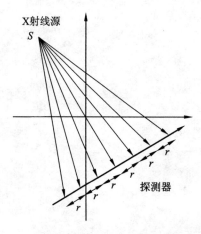

图 3.2　等间距分布的扇形束

实验5　等角扇束投影数据的仿真

（一）实验原理

图3.3是一个等角扇束投影系统的几何结构说明图。物体 $f(x,y)$ 在扇形内部，S_0 为X射线源所在点，D_1D_2 为探测器所在弧线，S_0D_0 为中心射线，图像空间的直角坐标系 (x,y) 的原点 O 落在中心射线 S_0D_0 上，O 点是扇面旋转中心，中心线左右扇面张开的角度都是 γ_m。扇形位置由该中心射线与 y 轴交角 β（旋转角度）确定，同一扇形中的任一射线 S_0E 由该射线相对于 S_0D_0 绕 S_0 的转角 γ（扇束角度）决定。因此在 $x-y$ 坐标系中，射线的绝对位置由 (β,γ) 唯一确定。S_0E 射线对应的投影为

$$p_\beta^f(\gamma) = p^f(\gamma,\beta) \tag{3.1}$$

某一 β 下的投影是 γ 的函数，当 β 在 $0\sim2\pi$ 间变化时形成一组投影。此时的任务是，给定

$$p^f(\gamma,\beta),\ 0<\beta\leqslant2\pi,\ -\gamma_m\leqslant\gamma\leqslant\gamma_m$$

重建物体断面图像 $f(x,y)$，或者其在极坐标下的表示 $f(r,\phi)$。如果把 S_0E 看作一条平行束投影系统中的射线，射线也可用 (t,θ) 确定。

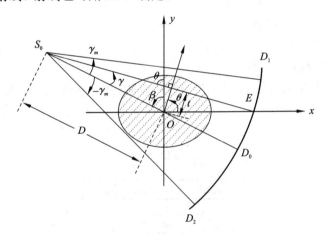

图3.3　等角扇束系统的几何结构说明图

由图3.3易知：

$$\theta = \beta + \gamma \tag{3.2}$$

$$t = D\sin\gamma \tag{3.3}$$

故射线 S_0E 的位置 $(t,\theta)=(D\sin\gamma,\ \beta+\gamma)$ 所对应的射线投影

$$p(t,\theta) = p(D\sin\gamma,\ \beta+\gamma) = p^f(\gamma,\beta) \tag{3.4}$$

对于 $360°$ 旋转角的扇束扫描，由扫描的对称性并略去射束硬化效应，有如下关系成立

$$p(-t,\theta) = p(t,\theta\pm\pi) \tag{3.5}$$

等角扇束投影数据的仿真与平行束投影数据仿真一样，采用 S-L 头模型作为投影的研究对象（见实验2）。

由上述推导可知，只需将式（3.2）和式（3.3）代入平行束投影函数公式中，并设定投影旋转角度为 $360°$ 即可得等角扇形束投影函数公式：

$$p^f(\gamma, \beta) = \rho \frac{2AB \sqrt{r^2 - d^2}}{r^2} \qquad (3.6)$$

式中

$$r^2 = A^2 \cos^2(\beta + \gamma - \alpha) + B^2 \sin^2(\beta + \gamma - \alpha)$$

$$d = D\sin\gamma - x_0\cos(\beta + \gamma) - y_0\sin(\beta + \gamma)$$

其中，A、B、α 分别为 S-L 头模型中椭圆的长轴、短轴、旋转角。假设 t 最大值为 1，由式 (3.3)可推出扇束最大张角为 $\gamma_m = \arcsin(1/D)$（其中 D 为焦距，即射线源到旋转中心的距离，参见图 3.3），则等角扇束角度间隔为 $\Delta\gamma = \gamma_m/(N\_d/2)$（$N\_d$ 为探测器通道个数）。

（二）等角扇束投影数据仿真的实验研究

1. 实验目的

（1）掌握等角扇束投影数据的仿真原理；

（2）学会用 MATLAB 编程实现对等角扇束投影数据的仿真计算。

2. 实验任务

用两种方法对 S-L 头模型的等角扇束投影数据进行仿真计算，头模型图像大小为 256×256。

方法一：利用"fanbeam"函数；

方法二：采用本节推导的算法计算。

3. 程序参考流程图

方法一的流程图参见图 3.4，其中生成投影数据利用"fanbeam"函数。

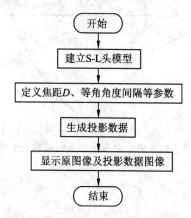

图 3.4　等角扇束投影数据仿真的流程图（利用"fanbeam"函数）

方法二的主程序流程图与图 3.4 类似，其中"生成投影数据"模块的详细流程图参见图 3.5。

编程参考变量：

　　N：重建图像大小；

　　N_d：探测器通道个数

　　I：S-L 头模型图像；

　　beta：旋转角度；

　　beta_num：旋转角度的个数；

SOD：焦距（射线源到旋转中心的距离）；

delta_gamma：等角扇束角度间隔；

gamma：扇束角度；

xe、ye：分别为椭圆中心 x、y 坐标；

ae、be：椭圆短半轴、长半轴；

alpha、rho：椭圆旋转角度与椭圆对应密度；

P：N_d×beta_num 矩阵，用于存放投影数据；

P_beta：1×N_d 矩阵，用于存放每一角度的投影数据。

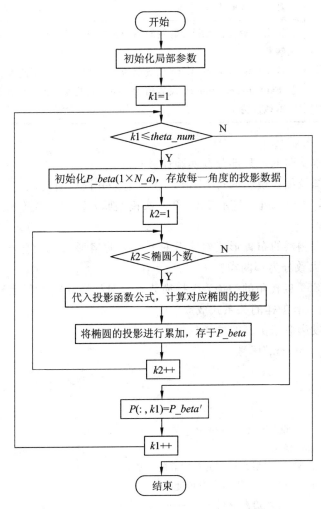

图 3.5　"生成投影数据"模块详细流程图

4. 编程说明

MATLAB 提供了封装函数"fanbeam"，可以方便地实现扇束投影，函数简介如下：

用法 1：P = fanbeam(I, D)

计算图像 I 的扇束投影数据。其中 D 是焦距，即扇束射线源到旋转中心的距离。这里旋转中心就是原始图像中心，即 floor((size(I)+1)/2)，且 D 必须足够大，以使扇束射线源在任意旋转角度下都在原始图像之外。

用法 2：P = fanbeam (…, param1, val1, param2, val2, …)

定义扇束投影的参数。可选参数如表 3.1 所示。

表 3.1　扇束投影的参数

参数名（param）	参数值（val）及说明
′FanRotationIncrement′	正实标量，定义扇束投影旋转角度的增量，单位为度。默认值为 1
′FanSensorGeometry′	定义探测器的布置方式，可选值有两个： ′arc′ —— 等间隔圆弧分布； ′line′ —— 等间隔直线分布。 默认参数值为′arc′
′FanSensorSpacing′	正实标量，定义扇束射线间隔。它要根据′FanSensorGeometry′参数的设置来解释。 若′FanSensorGeometry′设置值为′arc′（默认值），则此参数值为角度间隔，若′FanSensorGeometry′设置值为′line′，则此参数值为线性距离间隔。 默认值为 1

5. 实验步骤

（1）认真阅读本实验的原理部分及实验任务；

（2）根据流程图及编程说明编写 MATLAB 程序，并调试通过；

（3）运行程序，在计算机上显示 256×256 头模型原始图像以及等角扇束投影图像。

6. 总结与思考

（1）扇束扫描探测器的布置形式有哪几种？对应的扇形射线的分布形式分别是什么？扇束投影重建算法大致分为哪两类？

（2）本节用到 360°旋转角的扫描，由扫描装置的对称性并略去射束硬化效应，对于射线投影 $p(t, \theta)$，应该有怎样的关系式成立？

附：等角扇束投影数据仿真的参考程序

方法一：利用"fanbeam"函数

```
clc;
clear all;
close all;
%% =====设置参数 =====%%
N = 256; % 图像大小
SOD = 250; % 焦距（射线源到旋转中心的距离）
delta_gamma = 0.25; % 等角扇束角度间隔
%% ===== 生产仿真数据 =====%%
I = phantom(N); % 建立 Shepp-Logan 头模型
P = fanbeam( I, SOD, 'FanSensorSpacing', delta_gamma ); % 生成投影数据
%% =====仿真结果显示 =====%%
figure; % 显示原始图像
imshow( I, [0 1] );
figure; % 显示投影数据
imagesc(P), colormap(gray), colorbar;
```

仿真结果如图 3.6 所示，其中图（b）中横坐标、纵坐标分别表示旋转角度和探测器通

道数，灰度表示投影值。

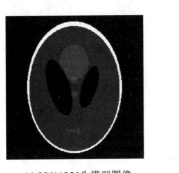
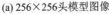
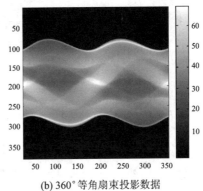

(a) 256×256头模型图像　　　　　　(b) 360°等角扇束投影数据

图 3.6　利用"fanbeam"函数对等角扇束投影的仿真结果

方法二：利用解析法

```
%% ===主程序 === %%
clc；
clear all；
close all；
%% ===== 定义变量 ===== %%
beta＝0：1：359；% 旋转角度
N ＝ 256；% 图像大小
N_d ＝ 379；% 探测器通道个数
SOD ＝ 250；% 焦距
delta_gamma ＝ 0.25；
I ＝ phantom(N)；% 建立 Shepp-Logan 头模型
%% ====== 投影数据仿真 ====== %%
P＝medfuncFanBeamAngleForwardProjection (N，beta ，SOD ，N_d ，delta_gamma)；
%% ====== 结果显示 ====== %%
figure；% 显示原始图像
imshow(I，[0 1])；
figure；% 显示投影数据
imagesc (P)，colormap(gray)，colorbar；
```

函数 medfuncFanBeamAngleForwardProjection. m 的程序如下：

```
function P ＝ medfuncFanBeamAngleForwardProjection(N，beta，SOD，N_d，delta_gamma)
% Fanbeam equal angle forward projection function
% ————————————————
% 输入参数：
% N：图像大小
% beta：旋转角度矢量 in radians
% SOD：焦距(射线源到旋转中心的距离)
% N_d：探测器通道个数
% delta_gamma：等角扇束角度间隔 in degrees
```

```
% ————————————————
% 输出参数:
% P:投影数据矩阵(N_d * beta_num)
% ============================ %
%% ===== 定义头模型 ===== %%
%        A      a      b      x0     y0     phi
% ————————————————
shepp = [ 1    .69    .92     0      0       0
         -.8   .6624  .8740   0     -.0184   0
         -.2   .1100  .3100   .22    0     -18
         -.2   .1600  .4100  -.22    0      18
          .1   .2100  .2500   0      .35     0
          .1   .0460  .0460   0      .1      0
          .1   .0460  .0460   0     -.1      0
          .1   .0460  .0230  -.08   -.605    0
          .1   .0230  .0230   0     -.606    0
          .1   .0230  .0460   .06   -.605    0 ];
gamma = delta_gamma * (-N_d/2+0.5 : N_d/2-0.5);% 扇束角度
rho = shepp(:,1).';% rho 椭圆对应密度
ae = 0.5 * N * shepp(:,2).';% ae 椭圆短半轴
be = 0.5 * N * shepp(:,3).';% be 椭圆长半轴
xe = 0.5 * N * shepp(:,4).';% xe 椭圆中心 x 坐标
ye = 0.5 * N * shepp(:,5).';% ye 椭圆中心 y 坐标
alpha = shepp(:,6).';% alpha 椭圆旋转角度
%% ===== 投影数据生成 ===== %%
beta = beta * pi / 180;
alpha = alpha * pi / 180;
gamma = gamma * pi / 180;% 角度换算成弧度
beta_num = length(beta);
P = zeros(N_d, beta_num);% 存放投影数据
for k1 = 1 : beta_num
    theta = beta(k1) + gamma;
    P_beta = zeros(1, N_d);% 存放每一旋转角度下的投影数据
    for k2 = 1: length(xe)
        rsq = (ae(k2) * cos(theta - alpha(k2))).^2 + (be(k2) * sin(theta - alpha(k2))).^2;
        dsq = (SOD * sin(gamma) - xe(k2) * cos(theta) - ye(k2) * sin(theta)).^2;
        temp = rsq - dsq;      % r^2-d^2
        ind = temp>0;          % 根号内值需为非负
        P_beta(ind) = P_beta(ind) + rho(k2) * (2 * ae(k2) * be(k2) * sqrt(temp(ind))) ./ rsq(ind);
    end
    P(:, k1) = P_beta.';
```

end

仿真结果如图 3.7 所示，其中图（b）中横坐标、纵坐标分别表示旋转角度和探测器通道，灰度值表示投影值。

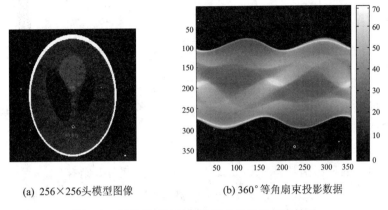

(a) 256×256 头模型图像　　　　　　(b) 360°等角扇束投影数据

图 3.7　利用解析法对等角扇束投影的仿真结果

实验 6　等角扇束滤波反投影算法重建实验

（一）实验原理

下面先介绍等角度扇形束扫描的滤波反投影重建方法。为清楚起见，将相关参数的关系画出，如图 3.8 所示。其中，重建图像中点 M 的极坐标为 (r, ϕ)，$S_0 E$ 为扇束中过 M 的射线，张角为 γ，线段 $S_0 M$ 的长度为 L。

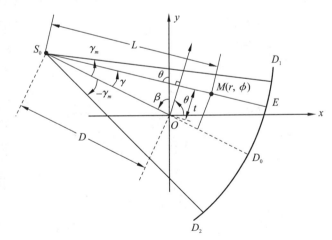

图 3.8　等角扇束系统的参数说明图

参数之间的关系满足式（3.2）至式（3.4），重写如下：

$$\theta = \beta + \gamma$$

$$t = D\sin\gamma$$

$$p(t, \theta) = p(D\sin\gamma, \beta + \gamma) = p^f(\gamma, \beta)$$

扇束重建公式推导的出发点是平行束射线的重建公式，它把该射线看作是扇束的一

员，将其变换成扇束参数来表示。具体推导过程这里不作详述，最终得到的用扇束投影数据和扇形变量表示的重建公式为

$$f(r, \phi) = \int_0^{2\pi} \frac{1}{L^2} \left[p^f(\gamma, \beta) D\cos\gamma \right] * \frac{\gamma^2}{2\sin^2\gamma} h(\gamma) \mathrm{d}\beta \tag{3.7}$$

式中：

$$L = \sqrt{D^2 + r^2 + 2Dr\sin(\beta - \phi)}$$

$$\gamma = \arcsin\frac{r\cos(\phi - \beta)}{L} = \arcsin\frac{r\cos(\phi - \beta)}{\sqrt{D^2 + r^2 + 2Dr\sin(\beta - \phi)}}$$

从而，扇束卷积反投影算法只需在平行束算法的基础上作适当的加权与修正就可以得到，实现步骤分为以下三步：

第 1 步　投影函数的修正。

假定在 β 角下的投影函数是 $p_\beta(\gamma)$，若以等角度 $\Delta\gamma$ 采样，则有

$$p_\beta(\gamma) = p_\beta(n\Delta\gamma) \tag{3.8}$$

若探测器通道个数为 N_d，易知 $n = -\frac{N\_d + 1}{2 + 1} : -\frac{N\_d + 1}{2 - 1}$，当 $n = 0$ 时射线穿过原点。

将 $p_\beta(\gamma)$ 乘以 $D\cos(n\Delta\gamma)$，得到修正后的投影函数为

$$P_\beta(n\Delta\gamma) = p_\beta(n\Delta\gamma) D\cos(n\Delta\gamma) \tag{3.9}$$

其中，D 为射线源到旋转中心的距离，$\Delta\gamma = \arcsin\left(\frac{1/D}{N\_d/2}\right)$。

第 2 步　卷积（滤波）运算。

将修正后的投影函数与滤波函数 $h'(\gamma)$ 作卷积运算，得到

$$C_\beta(n\Delta\gamma) = P_\beta(n\Delta\gamma) * h'(n\Delta\gamma) \tag{3.10}$$

其中，$h'(n\Delta\gamma) = \frac{(n\Delta\gamma)^2}{2\sin^2(n\Delta\gamma)} h(n\Delta\gamma)$。

假设采用 R-L 滤波函数，即

$$h(n\Delta\gamma) = \begin{cases} \dfrac{1}{4(\Delta\gamma)^2}, & n = 0 \\[2mm] 0, & n \text{ 为偶数} \\[2mm] -\dfrac{1}{(\pi n\Delta\gamma)^2}, & n \text{ 为奇数} \end{cases} \tag{3.11}$$

则有

$$h'(n\Delta\gamma) = \begin{cases} \dfrac{1}{8(\Delta\gamma)^2}, & n = 0 \\[2mm] 0, & n \text{ 为偶数} \\[2mm] -\dfrac{1}{2\pi^2\sin^2(n\Delta\gamma)}, & n \text{ 为奇数} \end{cases} \tag{3.12}$$

第 3 步　加权反投影。

将第 2 步卷积计算结果 $C_\beta(n\Delta\gamma)$ 乘上权重因子 $1/L^2$，再作反投影，就可得到所需要的图像 $f(r, \phi)$。在计算机实现过程中先做插值计算得出相应的值 $C'_\beta(n\Delta\gamma)$，再作加权反投影。

若在 $360°$ 下总共采集 M 个扇束投影数据，即扇面的旋转步距为 $\Delta\beta = 2\pi/M$，第 i 次投影的角度为 $\beta_i = i \cdot \Delta\beta$，那么对应式（3.7）的离散表达式就是

$$f(x, y) \approx \Delta\beta \sum_{i=0}^{M-1} \frac{1}{L^2} C'_{\beta_i}(n\Delta\gamma) \big|_{n\Delta\gamma=\gamma} \qquad (3.13)$$

式中极坐标给计算带来困难，可以将极坐标变换为笛卡儿坐标：

$$\begin{cases} x = r\cos\phi \\ y = r\sin\phi \end{cases} \qquad (3.14)$$

则

$$L = \sqrt{D^2 + r^2 + 2Dr\sin(\beta_i - \phi)} = \sqrt{D^2 + x^2 + y^2 + 2D(x\sin\beta_i - y\cos\beta_i)} \qquad (3.15)$$

$$n = \frac{\gamma}{\Delta\gamma} = \frac{\arcsin\dfrac{r\cos(\phi - \beta_i)}{L}}{\Delta\gamma} = \frac{\arcsin\dfrac{x\cos\beta_i - y\sin\beta_i}{L}}{\Delta\gamma} \qquad (3.16)$$

此处采用线性插值法，n 为射束编号，插值方法同平行束章节。

（二）等角扇束滤波反投影算法的实验研究

1. 实验目的

（1）掌握等角扇束滤波反投影算法的实现过程；

（2）学会用 MATLAB 编写程序实现等角扇束滤波反投影重建算法。

2. 实验任务

采用两种方法实现 S-L 头模型的等角扇束滤波反投影重建。

方法一：利用"ifanbeam"函数；

方法二：采用本节推导出的等角扇束滤波反投影算法。

3. 程序参考流程图

方法一的流程图如图 3.9 所示，其中等角扇束滤波反投影重建利用"ifanbeam"函数。

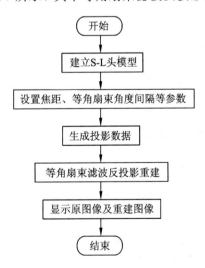

图 3.9 利用"ifanbeam"函数等角扇束滤波反投影重建的流程图

方法二的主流程图如图 3.10 所示，其中"生成投影数据"模块参见图 3.5，"卷积反投影重建"模块如图 3.11 所示。

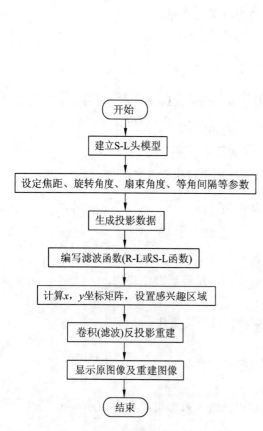

图 3.10 采用本节的等角扇束滤波反投影
算法重建的主流程图

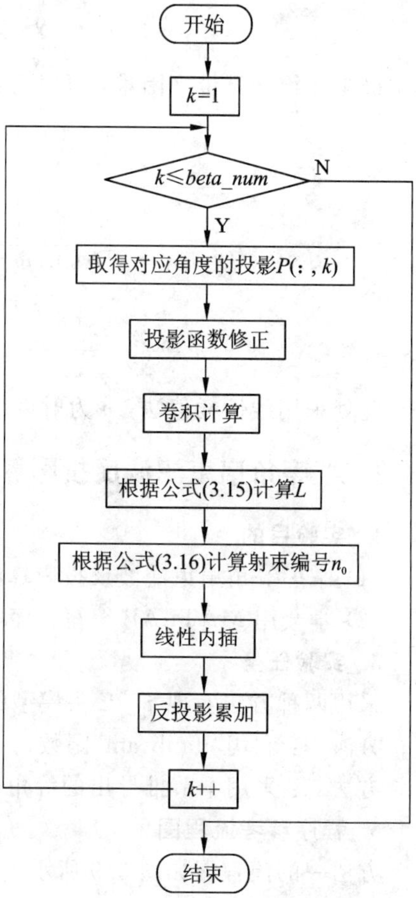

图 3.11 "卷积反投影重建"
模块的流程图

编程参考变量：

delta_gamma：等角角度间隔；

P：扇束投影数据；

P_beta：某一旋转角度的投影数据

rec：重建图像；

rec_RL：重建图像（利用 R－L 滤波函数）；

MX、MY：均等于 N，重建图像的长宽；

roi：感兴趣区域，其中 roi(1)～roi(4) 分别为 x 轴坐标最大最小值、y 轴坐标最大最小值；

hx、hy：分别为 x、y 坐标轴间距；

xrange、yrange：分别为 x、y 坐标向量；

center：坐标中心点；

x1、y1：分别为 x、y 坐标矩阵；

其他变量同前面的实验。

4. 编程说明

MATLAB 中不仅提供"fanbeam"函数来获取扇束投影数据，相应地也提供了"ifanbeam"

函数来实现扇束反投影重建。函数简介如下：

用法 1：rec = ifanbeam(P，D)

从投影数据矩阵 P 重建出图像 rec。其中 D 是获取投影数据时扇束射线源到旋转中心的距离。需要注意的是，使用此函数反投影重建扇束图像需保证参数设置与获取投影时的参数是一致的。

用法 2：rec = ifanbeam (...，param1，val1，param2，val2，...)

定义扇束反投影重建的参数。可选参数如表 3.2 所示。

表 3.2 扇束反投影重建的参数

参数名(param)	参数值(val)及说明
$'$FanCoverage$'$	定义计算投影数据 F 时的旋转角度序列，可选值有两个： $'$cycle$'$——[0，360)； $'$minimal$'$——旋转角度是能完全表示物体所需的最少角度序列。 默认值为$'$cycle$'$
$'$FanRotationIncrement$'$	正实标量，定义扇束投影旋转角度的增量，单位为度。 默认值为 1
$'$FanSensorGeometry$'$	定义探测器的布置方式，可选值有两个： $'$arc$'$——等间隔圆弧分布； $'$line$'$——等间隔直线分布。 默认参数值为$'$arc$'$
$'$FanSensorSpacing$'$	正实标量，定义扇束射线间隔。它要根据$'$FanSensorGeometry$'$参数的设置来解释。 若$'$FanSensorGeometry$'$设置值为$'$arc$'$（默认值），则此参数值为角度间隔； 若$'$FanSensorGeometry$'$设置值为$'$line$'$，则此参数值为线性距离间隔。 默认值为 1
$'$Filter$'$	定义滤波时使用的滤波器，可选参数有$'$Ram-Lak$'$、$'$Shepp-Logan$'$、 $'$Cosine$'$、$'$Hamming$'$和$'$Hann$'$，详见 iradon 函数介绍 默认值为$'$Ram-Lak$'$
$'$FrequencyScaling$'$	正实标量。详见 iradon 函数介绍
$'$Interpolation$'$	定义插值方法，可选参数有$'$nearest$'$、$'$linear$'$、$'$spline$'$、$'$pchip$'$、$'$cubic$'$ 和 $'$v5cubic$'$，详见 iradon 函数介绍 默认值为$'$linear$'$
$'$OutputSize$'$	定义重建图像的大小。若$'$OutputSize$'$未定义，则重建图像大小将由函数自动计算得出；若定义了$'$OutputSize$'$，ifanbeam 将重建出一个较小或者较大的图像，但是不会改变数据的比例。若投影是通过 fanbeam 函数计算得来的，则重建图像可能与原始图像大小不一样

fliplr：如 B= fliplr(A)，将矩阵 A 的列绕垂直轴进行左右翻转，如果 A 是一个行向量，fliplr(A)将 A 中元素的顺序进行翻转；如果 A 是一个列向量，fliplr(A)还等于 A。

real：对于一个复数 a，real 函数是求实部，imag 函数是求虚部。

本节可在编程实现时更加深入一些，x，y 坐标都可以用包含坐标信息的矩阵来表示。此外，还可以增加感兴趣区域设置，即只显示重建图像的中感兴趣的部分区域。

5．实验步骤

（1）认真阅读本实验的原理部分及实验任务；

（2）根据流程图及编程说明编写 MATLAB 程序，并调试通过；

（3）运行程序，在计算机上显示 S－L 头模型原始图像以及等角扇束反投影重建的图像。

6．总结与思考

（1）等角扇束滤波反投影算法是如何在前章所讲的平行束算法的基础上实现的？其实现过程分为哪三步？

（2）实验中进行卷积运算时采用的是 R－L 滤波函数，若采用的是 S－L 滤波函数，所得图像会有何不同？试结合实验仿真进行说明。

附：等角扇束滤波反投影重建的参考程序

方法一：利用"ifanbeam"函数（这里设置了不同的旋转角度增量以对比观察重建效果）

```
clc;
clear all;
close all;
%% ====== 定义变量 ====== %%
N=256;% 图像大小
I = phantom(N);% Shepp-Logan 头模型
SOD = 250;% 焦距(射线源到旋转中心的距离)
delta_gamma1 = 2;
delta_gamma2 = 1;
delta_gamma3 = 0.25;% 等角扇束角度间隔(弧度)
%% ====== 生成扇束投影 ====== %%
R1 = fanbeam( I , SOD , 'FanSensorSpacing' , delta_gamma1 );
R2 = fanbeam( I , SOD , 'FanSensorSpacing' , delta_gamma2 );
R3 = fanbeam( I , SOD , 'FanSensorSpacing' , delta_gamma3 );
%% ====== 等角度 FBP 算法重建 ====== %%
rec1 = ifanbeam( R1 , SOD , 'FanSensorSpacing' , delta_gamma1 );
rec2 = ifanbeam( R2 , SOD , 'FanSensorSpacing' , delta_gamma2 );
rec3 = ifanbeam( R3 , SOD , 'FanSensorSpacing' , delta_gamma3 );
%% ====== 显示结果 ====== %%
figure;% 显示图像
subplot( 2 , 2 , 1 ) , imshow( I , [0 1] ) , xlabel( '(a) 256x256 头模型(原始图像)' );
subplot( 2 , 2 , 2 ) , imshow( rec1 , [0 1] ) , xlabel( '(b) 扇束重建图像(等角间隔为2)' );
subplot( 2 , 2 , 3 ) , imshow( rec2 , [0 1] ) , xlabel( '(c) 扇束重建图像(等角间隔为1)' );
subplot( 2 , 2 , 4 ) , imshow( rec3 , [0 1]) , xlabel( '(d) 扇束重建图像(等角间隔为0.25)' );
```

仿真结果如图 3.12 所示。

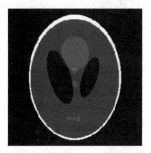

(a) 256×256头模型(原始图像)

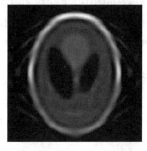

(b) 扇束重建图像(等角间隔为2)

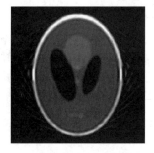

(c) 扇束重建图像(等角间隔为1)

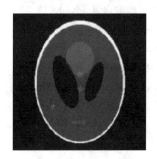

(d) 扇束重建图像(等角间隔为0.25)

图 3.12 利用"ifanbem"函数滤波反投影重建的仿真结果

方法二：利用本节的等角扇束 FBP 算法

```
%% ====主程序 ==== %%
clc;
clear all;
close all;
%% ====== 定义变量 ====== %%
N = 256; %图像大小
N_d = 380; %探测器通道个数
beta=0 : 1 : 359; %旋转角度
SOD = 250; %焦距(射线源到旋转中心的距离)
delta_gamma = 0.25; %等角扇束角度间隔
% delta_gamma = asin(sqrt(2) * 0.5 * N / SOD) / (N_d / 2) * 180 / pi;
I = phantom(N); %建立 Shepp-Logan 头模型
%% ====== 投影数据仿真 ====== %%
P = medfuncFanBeamAngleForwardProjection(N, beta, SOD, N_d, delta_gamma);
%% ====== 生成滤波核 ====== %%
fh_RL = medfuncFanBeamRLFilter1 (N_d, delta_gamma);
%% ====== 滤波反投影 ====== %%
rec_RL = medfuncFanBeamAngleFBP(P, fh_RL, beta, SOD, N, N_d, delta_gamma);
%% ====== 显示结果 ====== %%
figure;
subplot(1, 2, 1), imshow(I, []), title('256x256 头模型(原始图像)');
```

```
subplot(1, 2, 2), imshow(rec_RL, []), title('等角扇束 FBP 算法重建图像(RL 函数)');
```

滤波核生成函数 medfuncFanBeamRLFilter1 的代码如下：

```
function fh_RL＝medfuncFanBeamRLFilter1(N_d, delta_gamma)
% Fan beam R－L filter function for equal angle
% ——————————————————
% 输入参数：
% N_d：探测器通道个数
% delta_gamma：等角间隔程序中为等角扇束角度间隔(in degrees)，
% ——————————————————
% 输出参数：
% fh_RL：滤波向量 (N_d×1)
% ======================%
    delta_gamma ＝ delta_gamma * pi / 180；% 角度转化为弧度
    fh_RL＝zeros(N_d, 1)；
    for k1＝1：N_d
        fh_RL(k1)＝－1/(2 * pi * pi * sin((k1－N_d/2－1) * delta_gamma)^2)；
        if mod(k1－N_d/2－1, 2)＝＝0
            fh_RL(k1)＝0；
        end
    end
    fh_RL(N_d/2＋1)＝1/(8 * delta_gamma^2)；
end
```

等角扇束滤波反投影函数 medfuncFanBeamAngleFBP. m 的代码如下：

```
function rec_RL＝medfuncFanBeamAngleFBP(P, fh_RL, beta, SOD, N, N_d, delta_gamma)
% Fan beam FBP function for equal angle
% ——————————————————
% 输入参数：
% P：投影数据矩阵
% fh_RL：滤波向量
% beta：旋转角度矢量 in radians
% SOD：焦距(射线源到旋转中心的距离)
% N ：图像大小
% N_d：探测器通道个数
% delta_gamma：等角扇束角度间隔
% ——————————————————
% 输出参数：
% rec_RL：重建图像矩阵 (N * N)
% ============================= %
%% ＝＝＝＝＝ 定义变量 ＝＝＝＝＝ %%
    delta_gamma ＝ delta_gamma * pi / 180；
    gamma ＝ delta_gamma * (－(N_d＋1)/2＋1：(N_d＋1)/2－1)；% 扇束角度
    beta ＝ beta * pi / 180；
```

```
beta_num = length(beta)；% 旋转角度个数
MX = N；
MY = N；% 重建图像大小
% 以下设置感兴趣区域，其中：
% roi(1)、roi(2)分别为 x 坐标轴最小、最大值；
% roi(3)、roi(4)分别为 y 坐标轴最小、最大值。
roi = N * [−0.5 0.5 −0.5 0.5]；
hx = (roi(2)−roi(1)) / (MX−1)；% 计算 x 坐标轴间距
xrange = roi(1) + hx * [0：MX−1]；% x 坐标向量
hy = (roi(4)−roi(3)) / (MY−1)；% 计算 y 坐标轴间距
yrange = flipud((roi(3) + hy * [0：MY−1])′)；% y 坐标向量
x1 = ones(MY, 1) * xrange；% x 坐标矩阵
x2 = yrange * ones(1, MX)；% y 坐标矩阵
rec_RL = zeros(MX, MY)；% 存放重建图像数据
%% ======= 滤波反投影重建 ======= %%
for m = 1：beta_num
    alphaj = beta(m)；% 旋转角度
    RF1 = P(：, m). * (SOD * cos(gamma))′；% 投影函数修正
    C_RL = conv(RF1, fh_RL, 'same')；% 卷积计算
    aj = [cos(alphaj)；sin(alphaj)]；
    R = sqrt(x1.^2+x2.^2)；
    L2 = SOD^2+R.^2+2 * SOD * (x1 * aj(2)−x2 * aj(1))；
    t = real(asin((x1 * aj(1)+x2 * aj(2)). /sqrt(L2)))/delta_gamma；% 射束计算
    k = floor(t)；% 射束编号(整数部分)
    u = t−k；% 小数部分
    k = max(1, k+N_d/2+1)；k = min(k, N_d−1)；% 限定 k 范围为 1~N_d−1
    P_RL = ((1−u). * C_RL(k)+u. * C_RL(k+1))；% 线性内插
    rec_RL = rec_RL+P_RL. /L2 * 2 * pi/beta_num；% 反投影累加
end
end
```

以上程序显示的是完整图像，可以设置 roi＝0.5 * N * [−0.25 0.25 −0.25 0.25]，以显示中心的部分区域，二者重建结果如图 3.13 所示。

　　　256×256头模型(原始图像)　　　　　等角扇束FBP算法重建图像(RL函数)

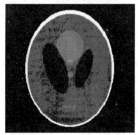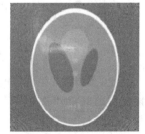

(a) 等角扇束FBP算法重建(显示完整图像)

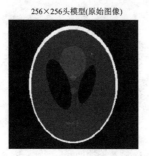

256×256头模型(原始图像)

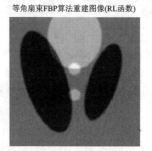

等角扇束FBP算法重建图像(RL函数)

(b) 等角扇束FBP算法重建(显示中心区域)

图 3.13　等角扇束 FBP 算法重建的仿真结果

实验 7　等距扇束投影数据的仿真

（一）实验原理

图 3.14 为等距扇束投影系统的几何结构说明图。$D_1 D_2$ 为探测器阵所在位置。$S_0 B$ 为某一射线，与探测器阵相交于点 B，探测器阵中点为 Q_s。为简化推导过程中的数学表达式，可设想将 $D_1 D_2$ 平移到正好穿过坐标原点的位置 $D_1' D_2'$。它是 $D_1 D_2$ 的镜像，二者关系可由扇形的几何尺寸确定，故射线的相对位置也可由 OA 定出，线段 OA 的长度是探测器 $D_1' D_2'$ 上的距离 s。因此，射线的投影函数可记为 $p_\beta^f(s) = p^f(s, \beta)$。

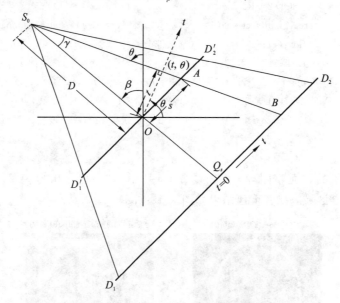

图 3.14　等距扇束系统的几何结构说明图

射线 $S_0 B$ 可看作上章所述的平行射束中的一条射线，由 (t, θ) 唯一确定。t, θ 与 β, s 之间的关系类似于式(3.2)和式(3.3)：

$$\theta = \beta + \gamma = \beta + \arctan \frac{s}{D} \tag{3.17}$$

$$t = s\cos\gamma = \frac{sD}{\sqrt{D^2 + s^2}} \tag{3.18}$$

等距扇束投影数据的仿真跟等角扇束情况类似，只需将式(3.17)和式(3.18)代入平行束投影函数公式中，并设定投影旋转角度为360°，即可得等距扇形束投影的函数公式：

$$p^f(s, \beta) = \rho \frac{2AB \sqrt{r^2 - d^2}}{r^2} \tag{3.19}$$

其中

$$r^2 = A^2 \cos^2\left(\beta + \arctan\frac{s}{D} - \alpha\right) + B^2 \sin^2\left(\beta + \arctan\frac{s}{D} - \alpha\right)$$

$$d = \frac{sD}{\sqrt{D^2 + s^2}} - x_0 \cos\left(\beta + \arctan\frac{s}{D}\right) - y_0 \sin\left(\beta + \arctan\frac{s}{D}\right)$$

据上式即可获得等距扇束的投影数据。假设 t 的最大值为 1，由式(3.18)可推出探测器中心与边缘的最大距离为 $d_m = D/\sqrt{D^2 - 1}$（其中 D 为焦距，即射线源到旋转中心的距离，见图 3.14），则探测器间距为 $\Delta d = d_m/(N\_d/2)$（其中 N_d 为探测器通道个数）。

(二) 等距扇束投影数据仿真的实验研究

1. 实验目的

(1) 掌握等距扇束投影数据产生的过程；

(2) 学会用 MATLAB 编程实现对等距扇束投影数据的仿真计算。

2. 实验任务

理解本节推导出的算法，用 MATLAB 编程实现对等距扇束投影数据的仿真。

3. 程序参考流程图

等距扇束投影数据仿真流程图如图 3.15 所示。

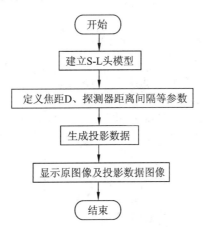

图 3.15　等距扇束投影数据仿真的流程图

"生成投影数据"模块可以参考图 3.5。

编程参考变量：

　　N、I、beta、SOD、P、P_beta 同前；

　　theta　　：等效投影角度，$\beta + \gamma$；

　　delta_dd：探测器距离间隔；

dd：探测器距离坐标。

4. 编程说明

等距扇束投影数据的仿真可参考等角扇束的情况，并按本节推导的公式进行改编即可。

n 的范围：$\dfrac{-(N\_d+1)}{2}+1$：$\dfrac{(N\_d+1)}{2}-1$；

探测器距离坐标 dd：代入公式 $S=n\Delta D$。

5. 实验步骤

(1) 认真阅读本实验的原理部分及实验任务；

(2) 根据流程图及编程说明编写 MATLAB 程序，并调试通过；

(3) 运行程序，在计算机上显示 256×256 头模型原始图像以及等距扇束投影图像。

6. 总结与思考

(1) 回顾并分析等距扇束投影数据的获取过程，如何联系前述算法推导出等距扇束投影公式？

(2) 参考图 3.14，求角度 γ 的正切值和余弦值（用 s 和 D 表示）。

附：利用解析法，等距扇束投影仿真的参考程序

```
clc；
clear all；
close all；
%% ====== 定义变量 ====== %%
N = 256；%重建图像大小
N_d = 256；%探测器通道个数
beta = 0：1：359；%旋转角度
SOD = 250；%焦距
t_max = sqrt(2) * 0.5 * N；
delta_dd = SOD * t_max / sqrt( SOD^2-t_max^2 ) / ( N / 2 )；% 探测器距离间隔
dd = delta_dd * ( -N_d / 2 + 0.5：N_d/2-0.5 )；% 探测器距离坐标
I=phantom( N )；%建立 Shepp-Logan 头模型
%% ====== 投影数据仿真 ====== %%
P = medfuncFanBeamDistanceForwardProjection ( N，beta，SOD，N_d，dd )；
%% ====== 仿真结果显示 ====== %%
figure(1)；
imshow( I，[0 1] )；
figure(2)；
imagesc( P )，colormap( gray )，colorbar；
```

函数 medfuncFanBeamDistanceForwardProjection. m 的程序如下：

```
function P=medfuncFanBeamDistanceForwardProjection(N，beta，SOD，N_d，dd )
% Fan beam equal distance forward projection function
% ————————————————
% 输入参数：
% N：图像大小
```

```
% beta：旋转角度矢量 in radians
% D：焦距(射线源到旋转中心的距离)
% N_d：探测器通道个数
% gamma：等角扇束角度向量
% ———————————————
% 输出参数：
% P：投影数据矩阵(N_d * beta_num)
% ============================ %
%% ====== 定义头模型 ====== %%
% A a b x0 y0 phi
% ———————————————
shepp =[    1    .69    .92      0       0        0
           -.8  .6624  .8740     0     -.0184     0
           -.2  .1100  .3100    .22      0       -18
           -.2  .1600  .4100   -.22      0        18
            .1  .2100  .2500     0      .35        0
            .1  .0460  .0460     0      .1         0
            .1  .0460  .0460     0     -.1         0
            .1  .0460  .0230   -.08    -.605       0
            .1  .0230  .0230     0     -.606       0
            .1  .0230  .0460    .06    -.605       0 ];
rho = shepp(：,1).'; % rho 椭圆对应密度
ae = 0.5 * N * shepp(：,2).'; % ae 椭圆短半轴
be = 0.5 * N * shepp(：,3).'; % be 椭圆长半轴
xe = 0.5 * N * shepp(：,4).'; % xe 椭圆中心 x 坐标
ye = 0.5 * N * shepp(：,5).'; % ye 椭圆中心 y 坐标
alpha = shepp(：,6).'; % alpha 椭圆旋转角度
%% ====== 投影数据生成 ====== %%
beta = beta * pi / 180；
alpha = alpha * pi / 180；%角度换算成弧度
beta_num = length(beta)；
P= zeros( N_d, beta_num)；%存放投影数据
for k1 = 1：beta_num
    theta = beta(k1)+atan(dd/SOD)；
    P_beta = zeros(1, N_d)；%存放每一旋转角度下的投影数据
    for k2 = 1：length(xe)
        rsq = (ae(k2) * cos( theta-alpha(k2))).^2+(be(k2) * sin(theta-alpha(k2))).^2；
        dsq =(SOD * dd. /sqrt(SOD^2 + dd. ^2 )-xe(k2) * cos(theta)-ye(k2) * sin(the-
            ta)).^2；
        temp = rsq-dsq；
        ind = temp>0；%根号内值需为非负
        P_beta(ind) = P_beta(ind)+rho(k2) * (2 * ae(k2) * be(k2) * sqrt(temp(ind))).
            /rsq(ind)；
```

```
    end
        P(:, k1)=P_beta.';
    end
```

仿真结果如图 3.16 所示，其中图（b）中横坐标、纵坐标分别表示旋转角度和探测器通道，灰度值表示投影值。

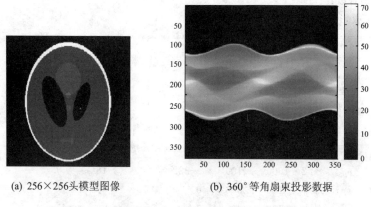

(a) 256×256头模型图像　　　　(b) 360°等角扇束投影数据

图 3.16　利用解析法对等距扇束投影的仿真结果

实验 8　等距扇束滤波反投影算法重建实验

（一）实验原理

等距扇束重建的参数说明图如图 3.17 所示。等距扇束滤波反投影重建公式的推导过程跟等角扇束下的情况很相似，这里不具体介绍，如想作具体了解请，参考文献[2]和[6]。这里直接给出重建公式：若令点 E 为重建图像断层内任一点，极坐标为 (r, ϕ)，$f(r, \phi)$ 为该点的像素值，则

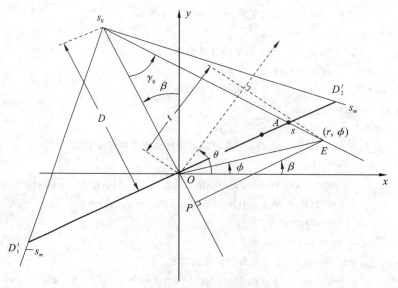

图 3.17　等距扇束重建的参数说明图

$$f(r,\phi)=\int_0^{2\pi}\frac{1}{U^2}\left[p^f(s,\beta)\frac{D}{\sqrt{D^2+s^2}}\right]*h'(s)\mathrm{d}\beta \qquad (3.20)$$

其中，$p^f(s,\beta)$ 为等距扇束投影，

$$h'(s)=\frac{1}{2}h(s)$$

$$U=\frac{D+r\sin(\beta-\theta)}{D}=\frac{D+x\sin\beta-y\cos\beta}{D}$$

而 s 为经过待建点 (r,ϕ) 的射线，容易求得

$$s=\frac{Dr\cos(\beta-\phi)}{D+r\sin(\beta-\phi)}=\frac{x\cos\beta+y\sin\beta}{U} \qquad (3.21)$$

从而，这种重建算法的实现步骤也分为三步：

第 1 步：投影函数的修正。

假定在 β 角下的投影函数是 $p_\beta(s)$，若探测器等距间隔为 Δd，则有

$$p_\beta(s)=p_\beta(n\Delta d) \qquad (3.22)$$

若探测器通道个数为 N_d，易知 $n=-(N\_d+1)/2+1$：$-(N\_d+1)/2-1$，$n=0$ 时射线穿过原点。

将 $p_\beta(s)$ 乘以 $\dfrac{D}{\sqrt{D^2+(n\Delta d)^2}}$，得到修正后的投影函数

$$P_\beta(n\Delta d)=p_\beta(n\Delta d)\frac{D}{\sqrt{D^2+(n\Delta d)^2}} \qquad (3.23)$$

其中，D 为射线源到旋转中心的距离，$\Delta d=d_m/(N\_d/2)$。

第 2 步：卷积运算。

将修正后的投影函数与滤波函数 $h'(\gamma)$ 作卷积运算，得到

$$C_\beta(n\Delta d)=P_\beta(n\Delta d)*h'(n\Delta d) \qquad (3.24)$$

其中 $h'(n\Delta d)=\dfrac{1}{2}h(n\Delta d)$。假设采用 $R-L$ 滤波函数，即

$$h(n\Delta d)=\begin{cases}\dfrac{1}{4(\Delta d)^2}, & n=0\\[2mm]0, & n\text{ 为偶数}\\[2mm]-\dfrac{1}{(\pi n\Delta d)^2}, & n\text{ 为奇数}\end{cases} \qquad (3.25)$$

则有

$$h'(n\Delta d)=\begin{cases}\dfrac{1}{8(\Delta d)^2}, & n=0\\[2mm]0, & n\text{ 为偶数}\\[2mm]-\dfrac{1}{2(\pi n\Delta d)^2}, & n\text{ 为奇数}\end{cases} \qquad (3.26)$$

第 3 步：加权反投影。

将第 2 步卷积计算结果 $C_\beta(n\Delta d)$ 乘上权重因子 $1/U^2$，再作反投影，就可得到所需要的图像 $f(r,\phi)$。同样，在加权反投影之前，先插值得到 $C'_\beta(n\Delta d)$。

若在 $360°$ 下总共采集 M 个扇束投影数据，即扇面的旋转步距为 $\Delta\beta=2\pi/M$，那么对应

式(3.20)的离散表达式就是

$$f(x, y) \approx \Delta\beta \sum_{i=0}^{M-1} \frac{1}{U^2} C'_{\beta_i}(n\Delta d) \mid_{n\Delta d = s} \tag{3.27}$$

式中

$$U = \frac{D + x\sin\beta_i - y\cos\beta_i}{D}$$

$$n = \frac{s}{\Delta d} = \frac{\dfrac{x\cos\beta_i + y\sin\beta_i}{U}}{\Delta d}$$

此处采用线性插值法，n 为射束编号。

（二）等距扇束滤波反投影算法的实验研究

1. 实验目的

（1）掌握等距扇束滤波反投影算法的实现过程；

（2）学会用 MATLAB 编写程序实现等距扇束滤波反投影重建算法。

2. 实验任务

采用本节推导出的等距扇束滤波反投影算法重建 S-L 头模型图像，计算中要求分别以 R-L 函数和 S-L 函数作为滤波函数。

3. 程序参考流程图

等距扇束滤波反投影算法重建的流程图如图 3.18 所示。

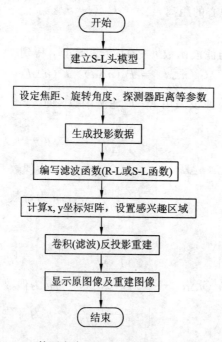

图 3.18　等距扇束反投影滤波算法重建的流程图

等距扇束的重建过程与等角扇束的重建过程非常相似，"生成投影数据"模块参见图 3.5；"滤波反投影重建"模块参见图 3.11。

4. 编程说明

编程参考变量及编程方法同前，按照本节算法做略微改变即可。

滤波反投影重建模块可参照实验 6 的滤波反投影模块，按本节推导的算法公式做相应的替换即可。

5. 实验步骤

(1) 认真阅读本实验的原理部分及实验任务；

(2) 根据原理所示方法，按照流程图及编程说明编写 MATLAB 程序，并调试通过；

(3) 运行程序，在计算机上显示 S－L 头模型原始图像以及等距扇束 FBP 算法重建的图像。

6. 总结与思考

回顾本实验原理部分所述等距扇束滤波反投影重建的实现过程，将其与等角扇束滤波反投影重建过程作比较。思考等距扇束滤波反投影重建过程分为哪三步，与等角扇束反投影重建过程有何不同。

附：等距扇束 FBP 算法的参考程序

```
clc；
clear all；
close all；
%% ======= 定义变量 ======= %%
N = 256；% 重建图像大小
N_d = 256；% 探测器通道个数
beta = 0：1：359；% 旋转角度
SOD = 250；% 焦距
t_max = sqrt(2) * 0.5 * N；% t 轴最大范围
delta_dd = SOD * t_max / sqrt( SOD^2－t_max^2 ) / ( N / 2 )；% 探测器距离间隔
dd = delta_dd * ( －N_d / 2 + 0.5：N_d/2－0.5 )；% 探测器距离坐标
I＝phantom( N )；% 建立 Shepp-Logan 头模型
%% ======= 投影数据仿真 ======= %%
P = medfuncFanBeamDistanceForwardProjection ( N，beta，SOD，N_d，dd )；
%% ======= 生成滤波核 ======= %%
fh_RL = medfuncFanBeamRLFilter2(N_d，delta_dd)；
%% ======= 滤波反投影 ======= %%
rec_RL = medfuncFanBeamDistanceFBP(P，fh_RL，beta，SOD，N，N_d，delta_dd)；
%% ======= 结果显示 ======= %%
figure；
subplot(1，2，1)，imshow(I，[])，title('250×250 头模型(原始图像)')；
subplot(1，2，2)，imshow(rec_RL，[])，title('等距扇束 FBP 算法重建图像(RL 函数)')；
```

滤波核生成函数 medfuncFanBeamFilter. m 代码如下：

```
function fh_RL＝medfuncFanBeamRLFilter2(N_d，delta_dd)
% Fan beam R－L filter function for equal distance
% ——————————————
% 输入参数：
```

```
% N_d：探测器通道个数
% delta_dd：探测器距离间隔
% ——————————————
% 输出参数：
% fh_RL：滤波向量（N_d×1）
% ============================ %
    fh_RL=zeros(N_d, 1);
    for k1=1：N_d
        fh_RL(k1)=-1/(2 * pi * pi * ((k1-N_d/2-1) * delta_dd)^2);
        if mod(k1-N_d/2-1, 2)==0
            fh_RL(k1)=0;
        end
    end
    fh_RL(N_d/2+1)=1/(8 * delta_dd^2);
end
```

等距扇束 FBP 重建算法 medfuncFanBeamDistanceFBP. m 代码如下：

```
function rec_RL = medfuncFanBeamDistanceFBP(P, fh_RL, beta, SOD, N, N_d, delta_dd)
% Fan beam FBP function for equal distance
% ——————————————
% 输入参数：
% P：投影数据矩阵
% fh_RL：滤波向量
% beta：旋转角度矢量 in degrees
% SOD：焦距（射线源到旋转中心的距离）
% N_d：探测器通道个数
% delta_dd：探测器距离间隔
% ——————————————
% 输出参数：
% rec_RL：重建数据矩阵（N * N）
% ============================== %
%% ======== 定义变量 ======== %%
dd = delta_dd * (-N/2+0.5：N/2-0.5); % 探测器距离坐标
beta = beta * pi / 180;
beta_num = length(beta); % 旋转角度个数
MX = N; MY = N; % 重建图像大小
% 以下设置感兴趣区域，其中：
% roi(1)、roi(2)分别为 x 坐标轴最小最大值；
% roi(3)、roi(4)分别为 y 坐标轴最小最大值。
roi = N * [-0.5 0.5 -0.5 0.5];
hx = (roi(2)-roi(1))/(MX-1); % 计算 x 坐标轴间距
xrange = roi(1) + hx * [0：MX-1]; % x 坐标向量
hy = (roi(4)-roi(3))/(MY-1); % 计算 y 坐标轴间距
yrange = flipud((roi(3) + hy * [0：MY-1])'); % y 坐标向量
```

```
x1 = ones(MY, 1) * xrange；% x 坐标矩阵
x2 = yrange * ones(1, MX)；% y 坐标矩阵
rec_RL = zeros(MY, MX)；% 存放重建图像数据
%% ====== 滤波反投影重建 ====== %%
    for m = 1：beta_num
        alphaj = beta(m)；% 旋转角度
        RF1 = P(：, m). * (SOD. /sqrt(SOD^2＋dd.^2))′；%投影函数修正
        C_RL = conv(RF1, fh_RL, 'same')；%卷积计算
        aj = [cos(alphaj)；sin(alphaj)]；
        U = (SOD＋x1. * aj(2)－x2. * aj(1))/SOD；
        t = real((x1. * aj(1)＋x2. * aj(2)). /U)/delta_dd；%射束计算
        k = floor(t)；% 射束编号(整数部分)
        u = t－k；% 小数部分
        k = max(1, k＋N_d/2＋1)；k = min(k, N_d－1)；%限定 k 范围为 1～N_d−1
        P_RL = ((1－u). * C_RL(k)＋u. * C_RL(k＋1))；%线性内插
        rec_RL = rec_RL＋ P_RL. /U^2 * 2 * pi/beta_num；%反投影累加
    end
end
```

以上程序感兴趣区域显示的是完整图像，可以设置 roi＝0.5 * N * [－0.25 0.25 －0.25 0.25]，显示中心部分区域，两者重建结果如图 3.19 所示。

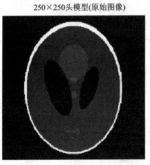
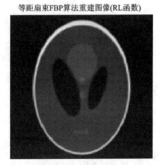

(a) 等距扇束FBP算法重建(显示完整图像)

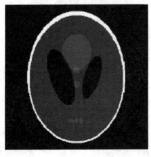
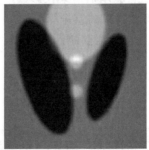

(b) 等距扇束FBP算法重建(显示中心区域)

图 3.19　等距扇束 FBP 算法重建的仿真结果

实验9　等角扇束重排算法重建实验

（一）实验原理

所谓重排，是把扇束情况下得到的全部投影数据 $p^f(\gamma, \beta)$ 重新排列整理成为不同视角下的平行射线投影数据，再利用平行束投影算法进行重建。前面已知，一条射线可以由 (γ, β) 表示，同时也可以看作平行射线中的一条，用 (t, θ) 表示。将扇形射线重组成平行射线的示意图如图 3.20 所示。

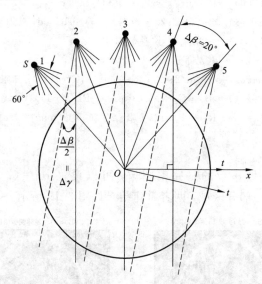

图 3.20　扇形射线重排成平行射线的示意图

根据式（3.2）和式（3.3）：
$$\theta = \beta + \gamma,$$
$$t = D\sin\gamma = D\sin(\theta - \beta)$$
欲求平行射线的位置只需维持
$$\theta = \beta + \gamma = \theta_0 = 常数 \tag{3.28}$$

下面的任务是将获取的扇束投影数据变换成适合于平行射束情况下进行图像重建的数据。这里仅讨论等角扇束的重排算法。

通常 β、γ 变化均是离散的：
$$\beta = \beta_j = j\Delta_\beta, \quad j = 1, 2, \cdots, J$$
$$\gamma = \gamma_i = i\Delta_\gamma, \quad i = 1, 2, \cdots, I \tag{3.29}$$
$$t = t_n = n\Delta t = nd, \quad n = 0, \pm 1, \pm 2, \cdots, \pm N$$
$$\theta = \theta_m = m\Delta\theta = m\Delta, \quad m = 1, 2, \cdots, M \tag{3.30}$$

式中，i 为扇形束内的探测器编号；j 为光源编号；Δ_γ 为扇形束内相邻探测器的夹角；Δ_β 为相邻光源的夹角，$\Delta_\beta = 2\pi / J$（设 J 个光源沿圆周均匀布置）；M 为重排后平行投影的方向数，在每一个方向角下的平行投影数有 $(2N+1)$ 个；d 为相邻平行束的距离间隔；Δ 为各组平行束的方向角间隔。这时扇束投影、平行束投影可用离散变量表示为

$$\begin{cases} p^f(\gamma, \beta) = p^f(i, j) \\ p(t, \theta) = p(n, m) \end{cases} \tag{3.31}$$

　　投影重排的目的就是要将所有的扇束投影数据 $p^f(\gamma, \beta)$ 重新整理成不同视角下的平行投影数据 $p(t, \theta)$，即将 $p^f(i, j)$ 重排为平行射束数据 $p(n, m)$。

　　现在将 (γ, β) 空间变换到 (t, θ) 空间。根据式(3.3)知 (γ, β) 空间中的 $\gamma = \Delta_\gamma, 2\Delta_\gamma, \cdots,$ $i\Delta_\gamma, \cdots, I\Delta_\gamma$ 诸直线在 (t, θ) 空间中会变换成 $t = D\sin\Delta_\gamma, D\sin(2\Delta_\gamma), \cdots, D\sin(i\Delta_\gamma), \cdots,$ $D\sin(I\Delta_\gamma)$ 等直线。直线的性质不变，但间隔由均匀变成不均匀，如图 3.21(a) 所示。而 $\beta = \Delta_\beta, 2\Delta_\beta, \cdots, j\Delta_\beta, \cdots, J\Delta_\beta$ 诸直线，在 (t, θ) 空间中变换成 $t = D\sin(\theta - \Delta_\beta),$ $D\sin(\theta - 2\Delta_\beta), \cdots, D\sin(\theta - j\Delta_\beta), \cdots, D\sin(\theta - J\Delta_\beta)$ 诸正弦曲线，如图 3.21(b) 所示。图 3.21 中，为简化符号令 $\Delta_\beta = \Delta$。显然，图 3.21(a) 中网格的交点(代表一条射线)对应于图 3.21(b) 中诸正弦曲线与 $D\sin(i\Delta_\gamma)(i = 1, 2, \cdots, I)$ 的交点。图 3.21(b) 中的虚线网格为 (t, θ) 空间中均匀采样的平行射束所对应的位置。我们所求的就是与这些虚线网格交点相对应的投影值 $p(m, n)$。

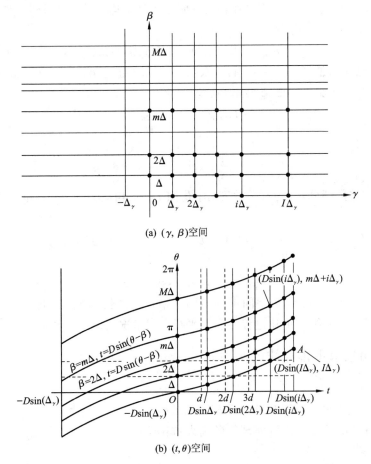

(a) (γ, β) 空间

(b) (t, θ) 空间

图 3.21　(γ, β) 空间与 (t, θ) 空间之间的变换

可用两步内插来求。

　　第一步内插：固定 $\gamma = \gamma_i$，对 $\theta = \theta_m = m\Delta (m = 1, 2, \cdots, M)$ 作内插。例如当 $\gamma_i = i\Delta_\gamma$ 时，$t = D\sin(i\Delta_\gamma)$，对应有 M 个 $\theta_m = m\Delta (m = 1, 2, \cdots, M)$，但诸 $\theta_m = m\Delta$ 与 $t = D\sin(i\Delta_\gamma)$ 的交

点并不正好落在给定的扇形射线相应的正弦曲线上,而是落在这些给定的正弦曲线之间的某一条未给定的正弦曲线上,后者对应于 $\beta=\beta_j^*=j^*\Delta_\beta$ 这一条射线。其射线投影值为

$$p^f(i\Delta_\gamma, j^*\Delta_\beta) = p^f(i, j^*) \tag{3.32}$$

其中,j^* 由式(3.2)可得

$$j^*\Delta_\beta = m\Delta - i\Delta_\gamma \tag{3.33}$$

$$j^* = m\frac{\Delta}{\Delta_\beta} - i\frac{\Delta_\gamma}{\Delta_\beta} \tag{3.34}$$

若 $\Delta_\beta=\Delta$,则

$$j^* = m - i\frac{\Delta_\gamma}{\Delta} = j + \delta_j \tag{3.35}$$

式中,j 为 j^* 的整数部分,δ_j 为其小数部分。由 $p^f(i, j)$ 和 $p^f(i, j+1)$,用线性内插可得

$$p^f(i, j^*) = (1-\delta_j)p^f(i, j) + \delta_j p^f(i, j+1) \tag{3.36}$$

　　第一步插值的结果只求出与某一 $i\Delta_\gamma$ 相应的 $t=D\sin(i\Delta_\gamma)$ 与 $\theta=m\Delta(m=1, 2, \cdots, M)$ 交点处的投影值。它们在 (t, θ) 空间中沿 t 方向分布是不均匀的。要得到 t 方向上均匀分布的投影数据需进行第二步内插。

　　第二步内插:在 $\theta=m\Delta(m=1, 2, \cdots, M)$ 逐个固定的条件下,对 $t=nd(n=1, 2, \cdots, N)$ 内插。现在已知的是 $p^f(i, \cdot)$,而欲求的是 $t=nd$ 处的值。显然 $t=nd$ 并不正好等于 $D\sin(i\Delta_\gamma)$,而是等于某一中间值 $D\sin(i^*\Delta_\gamma)$,即

$$D\sin(i^*\Delta_\gamma) = nd \tag{3.37}$$

由此求得

$$i^* = \frac{1}{\Delta_\gamma}\arcsin\frac{nd}{D} = i + \delta_i \tag{3.38}$$

式中,i 为 i^* 的整数部分,δ_i 为其小数部分。仿照上述,相应于 $\gamma_i=i^*\Delta_\gamma$ 的投影值用线性内插求得,为

$$\left.\begin{array}{l}p^f(i^*, j^*) = (1-\delta_i)p^f(i, j^*) + \delta_i p^f(i+1, j^*) = p(m, n) \\ m = 1, 2, \cdots, M \\ n = 0, \pm1, \pm2, \cdots, \pm N\end{array}\right\} \tag{3.39}$$

　　式(3.39)就是对应于 (t, θ) 空间中均匀网格格点上的投影数据,即平行射线的投影数据,重排至此完成。后续的重建过程可利用平行射线情况下的诸算法完成。

(二) 等角扇束重排算法的实验研究

1. 实验目的

(1) 掌握等角扇束重排算法的原理和实现过程;

(2) 学会用 MATLAB 编程实现等角扇束重排算法。

2. 实验任务

采用等角扇束重排算法,编写 MATLAB 程序重建 S-L 头模型图像。

3. 程序参考流程图

采用等角扇束重排算法重建 S-L 头部头模型的流程图如图 3.22 所示,其中"重排算法"模块由两步内插完成,流程图分别见图 3.23 和图 3.24。

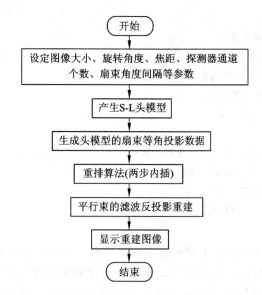

图 3.22　等角扇束重排算法重建的流程图

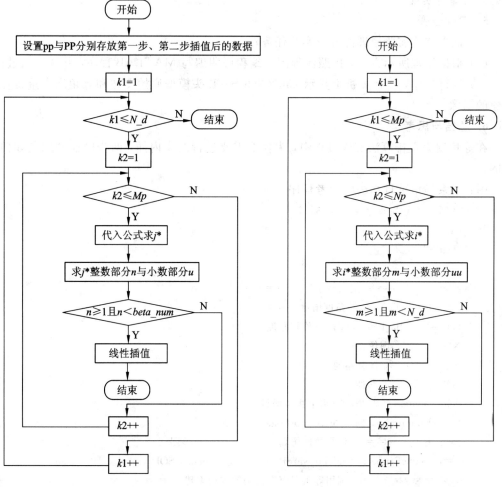

图 3.23　第一步内插流程图　　　　　　　　图 3.24　第二步内插流程图

编程参考变量：

　　N_d：探测器通道个数；

　　delta_beta：旋转角度间隔；

　　delta_gamma：等角扇束角度间隔；

　　delta_theta：投影角度间隔；

　　beta_num：旋转角度个数；

　　d：平行光束间隔；

　　Mp：重排后平行束投影的投影角度个数；

　　Np：重排后平行束投影的探测器通道个数；

　　pp：存放第一步插值后的投影；

　　PP：存放第二步插值后的投影。

4. 编程说明

在计算机实现时，只需将等角扇束投影数据作两步内插，就能将扇形束投影数据重排成平行束投影数据，然后用平行束的滤波反投影重建算法即可重建出所需图像。等角扇束投影数据获取和平行束滤波反投影重建算法程序前面我们已经给出，两步内插利用上述介绍的公式即可实现。

5. 实验步骤

（1）认真阅读实验原理部分及实验任务；

（2）根据原理所示方法，按照流程图及编程说明编写 MATLAB 程序，并调试通过；

（3）运行程序，在计算机上显示 256×256 S-L 头模型原始图像和等角扇束重排算法重建的图像。

6. 总结与思考

在等角扇束重排算法实现过程中，为什么需要进行两步内插，两步内插分别是如何进行的？

附：扇束等角重排算法的参考程序

```
%% ===主程序 === %%
clc;
clear all;
close all;
%% ====== 定义变量 ====== %%
delta_beta=1；% 旋转角度增量
beta=0：delta_beta：359；% 旋转角度
N = 256；% 图像大小
N_d = 257；% 探测器通道个数
SOD = 250；% 焦距
delta_gamma = 0.25；% 扇束张角增量
I = phantom(N)；% 建立 Shepp-Logan 头模型
%% ======= 投影数据仿真 ======= %%
P=medfuncFanBeamAngleForwardProjection (N, beta , SOD , N_d , delta_gamma)；
%% ======= 调用等角扇束重建函数进行重建 ======= %%
rec_RL = medfuncFanBeamAngleResorting (P, N, SOD, delta_beta, delta_gamma)；
```

```
%% ======= 仿真结果显示 ======= %%
figure
subplot(1, 2, 1), imshow(I, []), title('(a) 256×256 头模型(原始图像)');
subplot(1, 2, 2), imshow(rec_RL, []), title('(b) 重排算法重建的图像');
```

子程序：

```
function rec_RL = medfuncFanBeamAngleResorting(P, N, SOD, delta_beta, delta_gamma)
% 扇束等角重排算法(两步内插)
% ——————————
% 输入参数：
% P ：等角扇束投影，N_d×beta_num
% N ：输出图像的大小
% SOD ：焦距(射线源到旋转中心的距离)
% delta_beta ：旋转角度增量(in degrees)
% delta_gamma ：等角扇束角度间隔
% ——————————
% 输出参数：
% rec_RL ：重建出的图像 (大小 N * N)
% ========================= %
[N_d, beta_num] = size(P); % 旋转角度个数
delta_theta=0.5; % 角度
theta=0: delta_theta: 359;
Np=257; Mp=length(theta); % Np, Mp 分别为重排后平行束投影的角度个数和探测器通道
个数
delta_gamma = delta_gamma * pi / 180;
delta_theta=delta_theta * pi / 180;
delta_beta=delta_beta * pi / 180; % 角度转化为弧度
d = SOD * sin((N_d-1)/2 * delta_gamma)/((Np-1)/2); % 平行光束间隔
pp = zeros(N_d, Mp); PP=zeros(Np, Mp); % 存放插值后的数据
% ====== 第一步内插 ====== %
m1=zeros(N_d, Mp);
for k1 = 1: N_d
    for k2 = 1: Mp
        t = k2 * (delta_theta/delta_beta)-(k1-(N_d-1)/2-1) * (delta_gamma/delta_beta);
        n = floor(t); % 整数部分
        m1(k1, k2) = n;
        u = t-n; % 小数部分
        if n >= 1 && n<beta_num
            pp(k1, k2) = (1-u) * P(k1, n)+u * P(k1, n+1); % 线性插值
        end
    end
end
% ====== 第二步内插 ====== %
for k1 = 1: Mp
```

```
    for k2 = 1：Np
        tt = 1/delta_gamma * asin((k2−(Np−1)/2−1) * d/SOD)+(Np−1)/2+1;
        m = floor(tt)；% 整数部分
        uu = tt−m；  % 小数部分
        if m >= 1 && m < N_d
            PP(k2, k1) = (1−uu) * pp(m, k1)+uu * pp(m+1, k1)；% 线性插值
        end
    end
end
% ====== 平行束的滤波反投影重建 ====== %
rec_RL = iradon(PP, theta, 'linear', 'Ram-Lak', N);
    end
```

扇束等角重排算法重建的仿真图如图 3.25 所示。

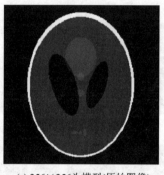 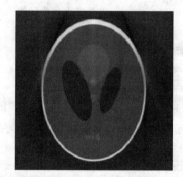

(a) 256×256头模型(原始图像)　　　　　　(b) 重排算法重建的图像

图 3.25　扇束等角重排算法重建的仿真结果

参 考 文 献

[1]　黄力宇. 医学成像的基本原理[M]. 北京：电子工业出版社，2009.

[2]　庄天戈. CT 原理与算法[M]. 上海：上海交通大学出版社，1992.

[3]　曾更生. 医学图像重建[M]. 北京：高等教育出版社，2010.

[4]　高上凯. 医学成像系统[M]. 北京：清华大学出版社，2010.

[5]　(美)Jiang Hsieh. 计算机断层成像技术原理、设计、伪像和进展中文翻译版[M]. 张朝宗，等，译.
　　北京：科学出版社，2005.

[6]　黄力宇，赵静，李超，医学影像的数字处理[M]. 北京：电子工业出版社，2012.

[7]　李扬，汪仁煌，郑莹娜，等. 光 CT 的扇束投影重排方法及投影几何分析[J]. 电子学报，32(4)：571
　　−574，2004.

[8]　马晨，闫镔，江桦. 扇束 CT 中短扫描方式下数据重排技术的研究与实现[J]. CT 理论与应用研究，
　　18(3)：15−21，2009.

第4章　三维锥束重建算法仿真实验

在前面几章中，X 射线束的几何结构是平行束和扇形束，本章将关注 X 射线束是锥形束情形下的三维 Shepp-Logan 头模型的仿真和重建问题。在进行三维锥束重建算法仿真时，研究的是如图 4.1 所示的锥束圆周扫描几何结构。在这种结构中射线源的轨迹是圆周。根据探测器的几何结构，可分为柱面探测器和平面探测器两种，分别对应图 4.1(a) 和 4.1(b)。需要注意的是，4.1(b) 所示的是对应平面探测器的为方便数学推导在旋转中心处建立的一个虚拟探测器。在本章实验中采用的探测器均为平面探测器。

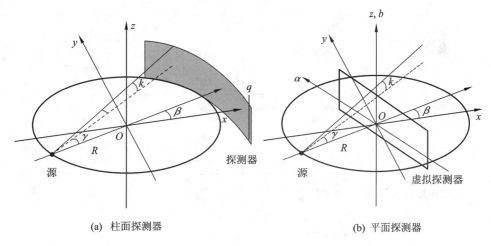

(a)　柱面探测器　　　　　　　　　　　　　(b)　平面探测器

图 4.1　锥束圆周扫描结构示意图

定义锥束的投影角为 β，扇角为 γ，锥角为 k。图 4.1(b) 所示的平面"a-o-b"表示的是在旋转中心建立的一个对应平面探测器的虚拟探测器，探测到的数据为 $p(a, b, \beta)$，其中 b 分量与系统的坐标 z 分量一致，并且

$$a = R\tan\gamma \tag{4.1}$$

锥角 k 定义为

$$k = \arctan\frac{b}{\sqrt{R^2 + a^2}} \tag{4.2}$$

虚拟探测器的几何尺寸为真实探测器除以系统放大系数（源-探测器距离与源-旋转中心距离的比值）。

实验 10　三维 Shepp-Logan 头模型的设计

(一) 实验原理

不同于二维情况下的 Shepp-Logan 头模型，三维 Shepp-Logan 头模型是由大小、密度、空间分布不同的 10 个椭球组成的，有多种不同的设计方案。本书中使用的是较为常用的一种方案，参数设计如表 4.1 所示，这是参照二维 Shepp-Logan 头模型参数设计的，其中 N_0 为椭球序号，(x_0, y_0, z_0) 为椭球中心点坐标，a、b、c 分别为椭球在 X、Y、Z 方向的半轴长，ϕ、γ、θ 分别为椭球一次绕 X、Y、Z 轴逆时针旋转的角度，ρ 为椭球密度，用来模拟人体断层对 X 射线的衰减系数。

表 4.1　3D Shepp-Logan 头部模型参数

N_0	x_0	y_0	z_0	a	b	c	ϕ	γ	θ	ρ
1	0	0	0	0.6900	0.9200	0.8100	0	0	0	1.0
2	0	−0.0184	0	0.6624	0.8740	0.7800	0	0	0	−0.8
3	0.2200	0	0	0.1100	0.3100	0.2200	−18	0	10	−0.2
4	−0.2200	0	0	0.1600	0.4100	0.2800	18	0	10	−0.2
5	0	0.350	−0.1500	0.2100	0.2500	0.4100	0	0	0	0.1
6	0	0.100	0.2500	0.0460	0.0460	0.0500	0	0	0	0.1
7	0	−0.100	0.2500	0.0460	0.0460	0.0500	0	0	0	0.1
8	−0.0800	−0.605	0	0.0460	0.0230	0.0500	0	0	0	0.1
9	0	−0.606	0	0.0230	0.0230	0.0200	0	0	0	0.1
10	0.0600	−0.605	0	0.0230	0.0460	0.0200	0	0	0	0.1

3D Shepp-Logan 头部模型的体数据 $f(x, y, z)$ 公式为

$$f(x, y, z) = \begin{cases} \sum_n \rho_n, & (x, y, z) \in E_n \\ 0, & \text{其他} \end{cases} \tag{4.3}$$

其中，(x, y, z) 为体数据空间某点坐标，E_n 表示模型中的第 n 个椭球，ρ_n 为模型第 n 个椭球的密度。直接由所构造的体数据绘制的图像就是 3D Shepp-Logan 头部模型的真实图像即模型图像。

图 4.2(a) 为标准形式的椭球，标准形式的椭球经过了平移和绕坐标轴旋转之后就变成了一般形式的椭球，如图 4.2(b) 所示。设椭球的原始坐标向量为 $\boldsymbol{R} = (x, y, z)^{\mathrm{T}}$，旋转后的坐标向量为 $\boldsymbol{R}' = (x', y', z')^{\mathrm{T}}$，则

$$\boldsymbol{R}' = \boldsymbol{T} \cdot \boldsymbol{R} \tag{4.4}$$

其中 $\boldsymbol{T}$ 为旋转变换矩阵：

$$\boldsymbol{T} = \begin{bmatrix} \cos\theta\cos\phi - \cos\gamma\sin\phi\sin\theta & \cos\theta\sin\phi + \cos\gamma\cos\phi\sin\theta & \sin\theta\sin\gamma \\ -\sin\theta\cos\phi - \cos\gamma\sin\phi\cos\theta & -\sin\theta\sin\phi + \cos\gamma\cos\phi\cos\theta & \cos\theta\sin\gamma \\ \sin\gamma\sin\phi & -\sin\gamma\cos\phi & \cos\gamma \end{bmatrix}$$

一般形式的椭球方程为

$$\frac{(x' - x_0)^2}{a^2} + \frac{(y' - y_0)^2}{b^2} + \frac{(z' - z_0)^2}{c^2} = 1 \tag{4.5}$$

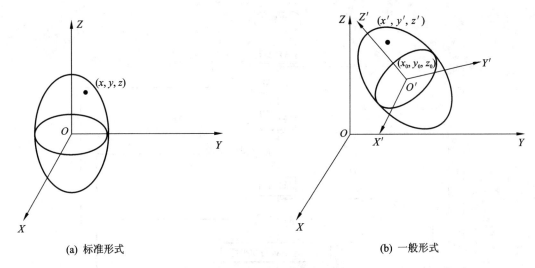

(a) 标准形式　　　　　　　　　　　　　(b) 一般形式

图 4.2　一般形式的椭球

已知椭球方程便可实现三维 Shepp-Logan 头模型的仿真。

（二）头部模型图象仿真的实验研究

1. 实验目的

（1）了解三维 Shepp-Logan 头模型；

（2）学会用 MATLAB 编写程序实现三维 Shepp-Logan 头模型的仿真。

2. 实验任务

理解三维 Shepp-Logan 头模型图像的仿真过程，编写 MATLAB 程序产生三维 Shepp-Logan 头模型图像，并分别显示图像在 $x=0$ 处，$y=0$ 处，$z=0$ 处的断面。

3. 程序参考流程图

头部模型图像仿真的流程图如图 4.3 和图 4.4 所示。

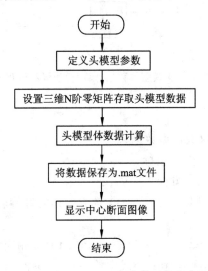

图 4.3　三维 Shepp-Logan 头模型仿真流程图

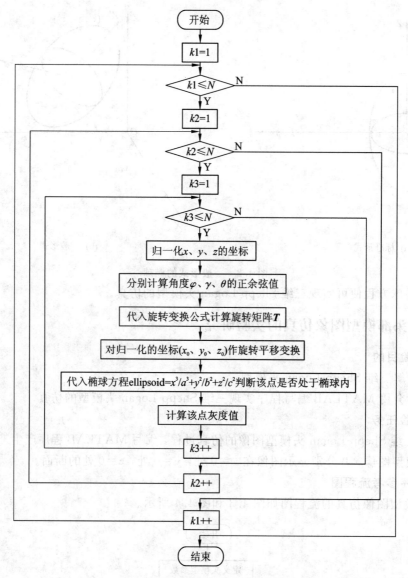

图 4.4　"头模型体数据计算"模块详细流程图"

编程参考变量：

N：重建图像大小；

I：N×N×N 零矩阵存取头模型数据；

xe、ye、ze：椭球中心 x、y、z 坐标；

ae、be、ce：椭球在 x、y、z 方向上半轴长；

phi、gamma、theta：椭球依次绕 x、y、z 轴方向逆时针旋转的角度；

rho：为椭球密度；

phi_rad、gamma_rad、theta_rad：phi、gamma、theta 相应角度换算成的弧度；

cos_phi、cos_gamma、cos_theta：公式中的 $\cos\varphi$、$\cos\gamma$、$\cos\theta$；

Tij：表示旋转变换矩阵 T 中第 i 行第 j 列元素(i，j：1～3)；

ellipsoid：椭球方程；

grayval：计算得到的该点灰度值。

4. 编程说明

需要注意的是："头模型体数据计算"模块是编程的重点和难点，需要将角度换算成弧度，归一化 x，y，z 坐标，再按照算法给出的旋转变换矩阵 T 计算它的元素 T_{ij}，并对原始坐标点 (x_0, y_0, z_0) 作旋转平移变换等。

5. 实验步骤

(1) 认真阅读本实验的原理部分及实验任务；

(2) 根据原理，按照流程图及编程说明编写 MATLAB 程序，并调试通过；

(3) 运行程序，在计算机上显示头模型图像在在 $x=0$ 处，$y=0$ 处，$z=0$ 处的断面。

6. 总结与思考

比较二维与三维 Shepp-Logan 头模型仿真方法的差异。

附：三维 Shepp-Logan 头模型仿真的参考程序

```
clc;
clear all;
close all;
N=256；%重建图像大小，探测器采样点数也设为 N
I=zeros(N，N，N)；%存取头模型数据
%%=======定义头模型参数=======%%
```

%xe	ye	ze	ae	be	ce	phi	gamma	theta	rho
shep=									
[0	0	0	0.6900	0.9200	0.8100	0	0	0	1.0000
0	−0.0184	0	0.6624	0.8740	0.7800	0	0	0	−0.8000
0.2200	0	0	0.1100	0.3100	0.2200	−18.0000	0	10.0000	−0.2000
−0.2200	0	0	0.1600	0.4100	0.2800	18.0000	0	10.0000	−0.2000
0	0.3500	−0.1500	0.2100	0.2500	0.4100	0	0	0	0.1000
0	0.1000	0.2500	0.0460	0.0460	0.0500	0	0	0	0.1000
0	−0.1000	0.2500	0.0460	0.0460	0.0500	0	0	0	0.1000
−0.0800	−0.6050	0	0.0460	0.0230	0.0500	0	0	0	0.1000
0	−0.6060	0	0.0230	0.0230	0.0200	0	0	0	0.1000
0.0600	−0.6050	0	0.0230	0.0460	0.0200	0	0	0	0.1000]

```
%%=======产生三维头部模型=======%%
I=medfuncSimulationHeadModel(shep，N)；
%%=======仿真结果保存与显示=======%%
filename=strcat('Shepp-Logan_3d'，'_'，num2str(N)，'.mat')；save (filename，'I')；% 保存
为文件
figure；% 显示中心断面图像
subplot(1，3，1)，imshow(reshape(I(N/2，：，：)，N，N)，[0 1.0])，xlabel('x=0 处的
断面')；
subplot(1，3，2)，imshow(reshape(I(：，N/2，：)，N，N)，[0 1.0])，xlabel('y=0 处的
断面')；
```

subplot(1，3，3)，imshow(reshape(I(：，：，N/2)，N，N)，[0 1.0])，xlabel('z＝0 处的断面')；

子程序：

```
function I＝medfuncSimulationHeadModel(shep，N)
％ Function of Simulating S_L Head Model
％ ——————————————
％ 输入参数：
％ shep：仿真头模型参数矩阵
％ N　：头模型大小
％ ——————————————
％ 输出参数：
％ I：头部模型三维矩阵（N ＊ N ＊ N）
％＝＝＝＝＝＝＝＝＝＝＝＝＝＝＝＝＝＝＝＝＝＝＝＝＝％
I＝zeros(N，N，N)；　　　　％ 存取头模型数据


xe＝shep(：，1)'；　　　　％ 椭球中心 x 坐标
ye＝shep(：，2)'；　　　　％ 椭球中心 y 坐标
ze＝shep(：，3)'；　　　　％ 椭球中心 z 坐标
ae＝shep(：，4)'；　　　　％ 椭球 x 方向上半轴长
be＝shep(：，5)'；　　　　％ 椭球 y 方向上半轴长
ce＝shep(：，6)'；　　　　％ 椭球 z 方向上半轴长
phi＝shep(：，7)'；　　　　％ 椭球绕 x 轴逆时针旋转的角度
gamma＝shep(：，8)'；　　　％ 椭球绕 y 轴逆时针旋转的角度
theta＝shep(：，9)'；　　　％ 椭球绕 z 轴逆时针旋转的角度
rho＝shep(：，10)'；　　　 ％ 椭球密度
for k1＝1：N
  for k2＝1：N
    for k3＝1：N
        phi_rad＝phi ＊ pi/180；％ 角度换算成弧度
        gamma_rad＝gamma ＊ pi/180；％ 角度换算成弧度
        theta_rad＝theta ＊ pi/180；％ 角度换算成弧度
        x0＝(k1－N/2)/(N/2)；　　　％ 归一化 x 坐标
        y0＝(k2－N/2)/(N/2)；　　　％ 归一化 y 坐标
        z0＝(k3－N/2)/(N/2)；　　　％ 归一化 z 坐标
        cos_phi＝cos(phi_rad)；sin_phi＝sin(phi_rad)；
        cos_gamma＝cos(gamma_rad)；sin_gamma＝sin(gamma_rad)；
        cos_theta＝cos(theta_rad)；sin_theta＝sin(theta_rad)；
        ％％＝＝＝＝计算旋转矩阵 T＝＝＝＝％％
        ％　　　T＝[T11 T12 T13；
        ％　　　　 T21 T22 T23；
        ％　　　　 T31 T32 T33]；
        T11＝cos_theta. ＊ cos_phi－cos_gamma. ＊ sin_phi. ＊ sin_theta；
        T12＝cos_theta. ＊ sin_phi＋cos_gamma. ＊ cos_phi. ＊ sin_theta；
```

```
T13＝sin_theta. * sin_gamma；
T21＝－sin_theta. * cos_phi－cos_gamma. * sin_phi. * cos_theta；
T22＝－sin_theta. * sin_phi＋cos_gamma. * cos_phi. * cos_theta；
T23＝cos_theta. * sin_gamma；
T31＝sin_gamma. * sin_phi；
T32＝－sin_gamma. * cos_phi；
T33＝cos_gamma；
%%＝＝＝对原始坐标点(x0，y0，z0)作旋转平移变换＝＝＝%%
XX＝T11 * x0＋T12 * y0＋T13 * z0；
YY＝T21 * x0＋T22 * y0＋T23 * z0；
ZZ＝T31 * x0＋T32 * y0＋T33 * z0；
x＝XX－xe；
y＝YY－ye；
z＝ZZ－ze；
ellipsoid＝x. ^2. /ae. ^2＋y. ^2. /be. ^2＋z. ^2. /ce. ^2；% 椭球方程
ind＝ellipsoid≤＝1；% 判断该点是否处于椭球内
grayval＝sum(rho. * ind)；% 计算该点灰度值
I(k1，k2，k3)＝I(k1，k2，k3) ＋ grayval；
         end
      end
   end
```

仿真结果如图 4.5 所示。

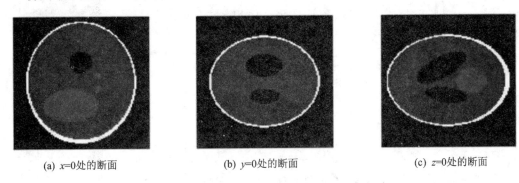

(a) x=0处的断面　　　　　　(b) y=0处的断面　　　　　　(c) z=0处的断面

图 4.5　三维 Shepp-Logan 头模型各中心断面处图像

实验 11　三维头模型投影数据的仿真

（一）实验原理

有了三维仿真模型后就需要得到其在锥形束扫描方式下的投影数据。锥束投影与二维 CT 投影计算的最大区别在于要计算空间直线和几何体相交，而不是平面直线和几何图相交。这里以 3D Shepp-Logan 头模型为例，推导空间直线与任意角度的椭球体(即一般形式的椭球体)相交长度的计算公式。

　　射束几何关系见图 4.6，假设射线源到旋转中心的距离是 D，射线源 S 的坐标为 $(-D\sin\beta, D\cos\beta, 0)$，旋转中心为 o，实际平面探测器在 $o's'$ 处。为推导方便，在旋转中心建立一个虚拟探测器 os。虚拟平面探测器上任一点的位置用 s（s 与 s' 对应）表示，其到探测器中心的距离 $os=d_1$，s 在 $oxyz$ 坐标系中的坐标为 $(d_1\cos\beta, d_1\sin\beta, d_2)$，其中 d_2 是射线在

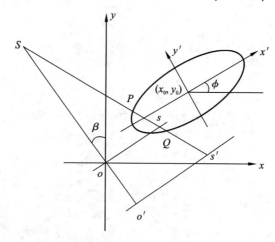

图 4.6　锥束中心平面椭球投影

z 轴方向的位置。于是 Ss 的射线参数方程为

$$\frac{x+D\sin\beta}{d_1\cos\beta+D\sin\beta}=\frac{y-D\cos\beta}{d_1\sin\beta-D\cos\beta}=\frac{z}{d_2}=t \tag{4.6}$$

即

$$\begin{cases} x = t(d_1\cos\beta+D\sin\beta)-D\sin\beta \\ y = t(d_1\sin\beta-D\cos\beta)+D\cos\beta \\ z = td_2 \end{cases} \tag{4.7}$$

则

$$\begin{cases} x = tA_x+B_x \\ y = tA_y+B_y \\ z = tA_z+B_z \end{cases} \tag{4.8}$$

令

$$\begin{cases} A_x = d_1\cos\beta+D\sin\beta \qquad B_x=-D\sin\beta \\ A_y = d_1\sin\beta-D\cos\beta \qquad B_y=D\cos\beta \\ A_z = d_2 \qquad\qquad\qquad\qquad B_z=0 \end{cases} \tag{4.9}$$

$$a_{11} = \cos\theta\cos\phi-\cos\gamma\sin\phi\sin\theta$$
$$a_{12} = \cos\theta\sin\phi+\cos\gamma\cos\phi\sin\theta$$
$$a_{13} = \sin\theta\sin\gamma$$
$$a_{21} = -\sin\theta\cos\phi-\cos\gamma\sin\phi\cos\theta$$
$$a_{22} = -\sin\theta\sin\phi+\cos\gamma\cos\phi\cos\theta$$
$$a_{23} = \cos\theta\sin\gamma$$
$$a_{31} = \sin\gamma\sin\phi$$
$$a_{32} = -\sin\gamma\cos\phi$$

$$a_{33} = \cos\gamma$$

将式(4.8)代入式(4.4)和式(4.5)，得

$$b^2 c^2 [t(A_x a_{11} + A_y a_{12} + A_z a_{13}) + B_x a_{11} + B_y a_{12} + B_z a_{13} - x_0]^2$$
$$+ a^2 c^2 [t(A_x a_{21} + A_y a_{22} + A_z a_{23}) + B_x a_{21} + B_y a_{22} + B_z a_{23} - y_0]^2$$
$$+ a^2 b^2 [t(A_x a_{31} + A_y a_{32} + A_z a_{33}) + B_x a_{31} + B_y a_{32} + B_z a_{33} - z_0]^2 - a^2 b^2 c^2 = 0$$

$$(4.10)$$

令

$$A_1 = A_x a_{11} + A_y a_{12} + A_z a_{13} \quad B_1 = B_x a_{11} + B_y a_{12} + B_z a_{13} - x_0$$
$$A_2 = A_x a_{21} + A_y a_{22} + A_z a_{23} \quad B_2 = B_x a_{21} + B_y a_{22} + B_z a_{23} - y_0$$
$$A_3 = A_x a_{31} + A_y a_{32} + A_z a_{33} \quad B_3 = B_x a_{31} + B_y a_{32} + B_z a_{33} - z_0$$

则式(4.10)写为

$$t^2 (b^2 c^2 A_1^2 + a^2 c^2 A_2^2 + a^2 b^2 A_3^2) + 2t(b^2 c^2 A_1 B_1 + a^2 c^2 A_2 B_2 + a^2 b^2 A_3 B_3)$$
$$+ b^2 c^2 B_1^2 + a^2 c^2 B_2^2 + a^2 b^2 B_3^2 - a^2 b^2 c^2 = 0 \qquad (4.11)$$

令

$$A = b^2 c^2 A_1^2 + a^2 c^2 A_2^2 + a^2 b^2 A_3^2$$
$$B = 2(b^2 c^2 A_1 B_1 + a^2 c^2 A_2 B_2 + a^2 b^2 A_3 B_3)$$
$$C = b^2 c^2 B_1^2 + a^2 c^2 B_2^2 + a^2 b^2 B_3^2 - a^2 b^2 c^2$$

则式(4.11)变为

$$At^2 + Bt + C = 0$$

当 $B^2 - 4AC \geqslant 0$ 时解得

$$t_{1,2} = \frac{-B \pm \sqrt{B^2 - 4AC}}{2A}$$

将 t_1、t_2 代入式(4.11)中，得射线 Ss 与椭球交点坐标 $P(x_1, y_1, z_1)$、$Q(x_2, y_2, z_2)$，于是投影表达式为

$$p(s, \beta) = \rho \overline{PQ} = \rho \sqrt{(x_1 - x_2)^2 + (y_1 - y_2)^2 + (z_1 - z_2)^2}$$
$$= \rho |t_1 - t_2| \sqrt{A_x^2 + A_y^2 + A_z^2}$$
$$= \rho \left| \frac{\sqrt{B^2 - 4AC}}{A} \right| \sqrt{A_x^2 + A_y^2 + A_z^2} \qquad (4.12)$$

为了与实验 10 头模型仿真的结果一致，其 x、y、z 坐标范围均限制在 $[-1, 1]$ 区间。因此在此处假设中心虚拟探测器行列长度均为 2，由图 4.6 可知探测器行列长度为 $d = 2 * f/D$（其中 D 为射线源到旋转中心的距离，f 为射线源到探测器中心的距离），则探测器间距为 $\Delta d = d/N$（N 为探测器采样点数）。

（二）三维头模型投影仿真的实验研究

1. 实验目的

(1) 掌握三维 Shepp-Logan 头模型投影的解析模拟算法的实现过程；

(2) 学会用 MATLAB 编程实现 Shepp-Logan 头模型投影数据的仿真。

2. 实验任务

编写 MATLAB 程序，实现对三维 Shepp-Logan 头模型投影数据的仿真。

3. 程序参考流程图

三维头模型投影仿真流程如图 4.7 和图 4.8 所示。

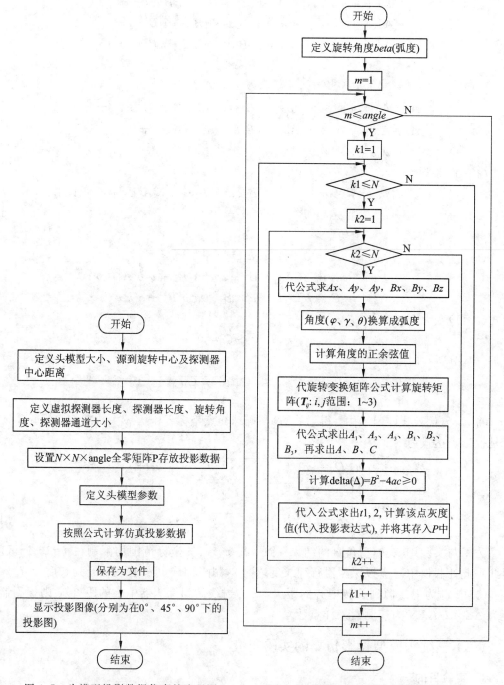

图 4.7　头模型投影数据仿真的流程图　　图 4.8　"按照公式计算仿真投影数据"
　　　　　　　　　　　　　　　　　　　　　　模块的详细流程图

编程参考变量：

SOD：源到旋转中心的距离；

SDD：源到探测器中心的距离；

vitual_detector_length：虚拟探测器长度；

detector_length：探测器长度；

angle_range：最大旋转角度；

detector_channel_size：探测器通道（像素）大小；

P：存放投影数据的三维矩阵。

4. 编程说明

编程方法可以参照第一章平行束投影数据的仿真，按照本节的算法进行修改。

首先定义 N、SOD、SDD、vitual_detector_length、angle_range、detector_channel_size 一些参数及头模型参数，按照公式求出仿真投影数据，注意将角度换算成弧度，代入公式计算旋转矩阵，再计算该点灰度值。

5. 实验步骤

(1) 认真阅读本实验中原理部分及实验任务；

(2) 根据原理所示方法，按照流程图及编程说明编写 MATLAB 程序，并调试通过；

(3) 运行程序，在计算机上显示在 0°、45°、90° 下的投影图。

6. 总结与思考

(1) 比较二维 Shepp-Logan 头模型与三维 Shepp-Logan 头模型投影数据仿真的异同。

(2) 算法推导中，令 $a_{i,j} = T_{i,j}(i, j: 1 \sim 3)$，联系式(4.1)与式(4.2)，自己着手推导 A，B，C 的表达式。

(3) 设中心虚拟探测器行列长度均为 1，参考图 4.6，写出探测器长度公式及探测器单位长度公式。

附：锥束投影数据仿真的参考程序

```
clc;
clear all;
close all;
N=256;
SOD=44;% 源到旋转中心的距离
SDD=2*SOD;% 源到探测器中心的距离
vitual_detector_length=2;% 虚拟探测器长度
detector_length=vitual_detector_length*SDD/SOD;% 探测器长度
theta_num=360;% 旋转角度数
detector_channel_size=detector_length/N;% 探测器的单位长度；
P=zeros(N, N, theta_num);% 存放投影数据
```

%%＝＝＝＝＝＝＝定义头模型参数＝＝＝＝＝＝＝%%

% xe	ye	ze	ae	be	ce	phi	gamma	theta	rho
shep=[									
0	0	0	0.6900	0.9200	0.8100	0	0	0	1.0000
0	−0.0184	0	0.6624	0.8740	0.7800	0	0	0	−0.8000
0.2200	0	0	0.1100	0.3100	0.2200	−18.0000	0	10.0000	−0.2000
−0.2200	0	0	0.1600	0.4100	0.2800	18.0000	0	10.0000	−0.2000
0	0.3500	−0.1500	0.2100	0.2500	0.4100	0	0	0	0.1000

0	0.1000	0.2500	0.0460	0.0460	0.0500	0	0	0	0.1000
0	−0.1000	0.2500	0.0460	0.0460	0.0500	0	0	0	0.1000
−0.0800	−0.6050	0	0.0460	0.0230	0.0500	0	0	0	0.1000
0	−0.6060	0	0.0230	0.0230	0.0200	0	0	0	0.1000
0.0600	−0.6050	0	0.0230	0.0460	0.0200	0	0	0	0.1000];

%%========产生仿真投影数据========%%

P＝medfunc3DProjectHeadModel(shep，N，SOD，detector_channel_size，theta_num)；

%%=======仿真结果保存与显示=======%%

filename＝strcat('3Dprojection'，'_'，num2str(N)，'.mat')；save（filename，'P'）；

% 保存为文件

figure；% 显示投影图像

subplot(1，3，1)，imshow(reshape(P(:，:，1)，N，N)，[0 0.6])，xlabel('在 0°下的投影图')；

subplot(1，3，2)，imshow(reshape(P(:，:，46)，N，N)，[0 0.6])，xlabel('在 45°下的投影图')；

subplot(1，3，3)，imshow(reshape(P(:，:，91)，N，N)，[0 0.6])，xlabel('在 90°下的投影图')；

子程序：

```
function P＝medfunc3DProjectHeadModel(shep，N，SOD，detector_channel_size，theta_num)
% Function of Projecting Of S_L Head Model
% ————————————————
% 输入参数：
% shep ：仿真头模型参数矩阵
% N   ：探测器通道个数
% SOD ：源到旋转中心的距离
% detector_channel_size ：探测器的像素（通道）大小
% theta_num    ：总的不同角度的投影次数
% ————————————————
% 输出参数：
% P ：投影数据矩阵 N * N * 总的投影角度数
% =======================%
P＝zeros(N，N，theta_num)；      % 存放投影数据
xe＝shep(:，1)'；              % 椭球中心 x 坐标
ye＝shep(:，2)'；              % 椭球中心 y 坐标
ze＝shep(:，3)'；              % 椭球中心 z 坐标
ae＝shep(:，4)'；              % 椭球 x 方向上半轴长
be＝shep(:，5)'；              % 椭球 y 方向上半轴长
ce＝shep(:，6)'；              % 椭球 z 方向上半轴长
phi＝shep(:，7)'；             % 椭球绕 x 轴逆时针旋转的角度
gamma＝shep(:，8)'；           % 椭球绕 y 轴逆时针旋转的角度
theta＝shep(:，9)'；           % 椭球绕 z 轴逆时针旋转的角度
rho＝shep(:，10)'；            % 椭球密度
for m＝1：theta_num
```

```
totation_theta＝(m－1) * pi/180；% 旋转角度(弧度)
for k1＝1：N
  for k2＝1：N
      Ax＝ (k1－N/2) * detector_channel_size * cos(totation_theta)＋SOD * sin(totation_theta)；
      Ay＝(k1－N/2) * detector_channel_size * sin(totation_theta)－SOD * cos(totation_theta)；
      Az＝(k2－N/2) * detector_channel_size；
      Bx＝－(SOD * sin(totation_theta))；
      By＝(SOD * cos(totation_theta))；
      Bz＝0；
      asq＝ae. ^2；        % a^2
      bsq＝be. ^2；        % b^2
      csq＝ce. ^2；        % c^2
      phi_rad＝phi * pi/180；% 角度换算成弧度
      gamma_rad＝gamma * pi/180；% 角度换算成弧度
      theta_rad＝theta * pi/180；% 角度换算成弧度
      cos_phi＝cos(phi_rad)；sin_phi＝sin(phi_rad)；
      cos_gamma＝cos(gamma_rad)；sin_gamma＝sin(gamma_rad)；
      cos_theta＝cos(theta_rad)；sin_theta＝sin(theta_rad)；
      %%%%% 计算旋转矩阵 %%%%%
      %      T＝[T11 T12 T13；
      %         T21 T22 T23；
      %         T31 T32 T33]；
      T11＝cos_theta. * cos_phi－cos_gamma. * sin_phi. * sin_theta；
      T12＝cos_theta. * sin_phi＋cos_gamma. * cos_phi. * sin_theta；
      T13＝sin_theta. * sin_gamma；
      T21＝－sin_theta. * cos_phi－cos_gamma. * sin_phi. * cos_theta；
      T22＝－sin_theta. * sin_phi＋cos_gamma. * cos_phi. * cos_theta；
      T23＝cos_theta. * sin_gamma；
      T31＝sin_gamma. * sin_phi；
      T32＝－sin_gamma. * cos_phi；
      T33＝cos_gamma；
      A1＝Ax * T11＋Ay * T12＋Az * T13；
      A2＝Ax * T21＋Ay * T22＋Az * T23；
      A3＝Ax * T31＋Ay * T32＋Az * T33；
      B1＝Bx * T11＋By * T12＋Bz * T13－xe；
      B2＝Bx * T21＋By * T22＋Bz * T23－ye；
      B3＝Bx * T31＋By * T32＋Bz * T33－ze；
      A＝bsq. * csq. * A1.^2＋asq. * csq. * A2.^2＋asq. * bsq. * A3.^2；
      B＝2 * (bsq. * csq. * A1. * B1＋asq. * csq. * A2. * B2＋asq. * bsq. * A3. * B3)；
      C＝bsq. * csq. * B1.^2＋asq. * csq. * B2.^2＋asq. * bsq. * B3.^2－asq. * bsq. * csq；
      delta＝B. ^2－4 * A. * C；
      ind＝delta＞＝ 0；
      temp＝sqrt(delta. * ind * (Ax^2＋Ay^2＋Az^2)). /A；
```

```
        tmp＝sum(rho. * temp)；%计算该点灰度值
        P(k1, k2, m)＝P(k1, k2, m)＋tmp；
    end
  end
end
```

锥束投影数据仿真(投影角度 360°)如图 4.9 所示。

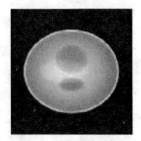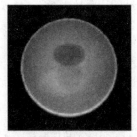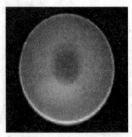

(a) 在0°下的投影图　　　　　　(b) 在45°下的投影图　　　　　　(c) 在90°下的投影图

图 4.9　三维锥束投影数据在不同角度下的投影图像

实验 12　FDK 重建算法的仿真研究

(一) 实验原理

Feldkamp，Davis 和 Kress 于 1984 年提出了 FDK 算法，该算法是一种近似的重建算法，锥角越大重建的误差也越大。但相比于其他精确算法，FDK 算法简洁得多，是目前圆轨道锥束重建中最实用的一种算法，该算法还可以在纵向处理数据截断。

FDK 算法假定锥束扫描的探测器是一个平面探测器，扫描结构示意图如图 4.1(b)所示。其方法非常类似于扇束扫描的滤波反投影算法，数据的处理方式是按列进行的。其基本思想是先对投影数据进行加权，再进行卷积和反投影。设 $P(\beta, a, b)$ 为投影值(其中，β 为源绕中心旋转轴 z 轴的旋转角度)，$G(a)$ 为滤波函数，则滤波后的投影值为

$$P^{'}(\beta, a, b)\left(\frac{R}{\sqrt{R^2 + a^2 + b^2}}P(\beta, a, b)\right) * G(a) \tag{4.13}$$

对上式中的加权值进行分解，可以表示成扇角 γ 和锥角 k 的函数：

$$\frac{R}{\sqrt{R^2 + a^2 + b^2}}\frac{R}{\sqrt{R^2 + a^2}}\frac{\sqrt{R^2 + a^2}}{\sqrt{R^2 + a^2 + b^2}} = \cos\gamma\cos k \tag{4.14}$$

这里不作推导，直接给出原形 FDK 算法的重建公式，即

$$f(x, y, z) = \int_0^{2\pi} \frac{R^2}{U(x, y, \beta)}P(\beta, a(x, y, \beta), b(x, y, z, \beta))\mathrm{d}\beta \tag{4.15}$$

式中，$b(x, y, z, \beta)=z\dfrac{R}{R+x\cos\beta+y\sin\beta}$，$a(x, y, \beta)=R\dfrac{-x\sin\beta+y\cos\beta}{R+x\cos\beta+y\sin\beta}$，$R$ 为射线源到坐标原点的距离。U 和二维滤波反投影算法中的加权因子相类似，其表达式为

$$U(x, y, \beta) = R + x\cos\beta + y\sin\beta \tag{4.16}$$

与射线源点和图像重建点之间的连线在中心射线上的投影相联系。

实现步骤可归纳为三步：

第一步：对二维投影数据乘以加权因子 $\dfrac{R}{\sqrt{R^2+a^2+b^2}}$ 进行修正。

第二步：对二维投影数据 $P(\beta, a, b)$ 沿行方向进行卷积（滤波）。其中滤波函数 $G(a)=\dfrac{1}{2}h(a)$。

假设采用 R-L 滤波函数，即

$$h(n\Delta d)=\begin{cases} \dfrac{1}{4(\Delta d)^2}, & n=0 \\[2mm] 0, & n\text{ 为偶数} \\[2mm] -\dfrac{1}{(\pi n\Delta d)^2}, & n\text{ 为奇数} \end{cases}$$

则有

$$G(n\Delta d)=\begin{cases} \dfrac{1}{8(\Delta d)^2}, & n=0 \\[2mm] 0, & n\text{ 为偶数} \\[2mm] -\dfrac{1}{2(\pi n\Delta d)^2}, & n\text{ 为奇数} \end{cases}$$

第三步：加权反投影。

在加权反投影重建时需要进行二维插值。二维插值方法有很多，这里我们使用简单精确的双线性插值法。

双线性插值是有两个变量的插值函数的线性插值扩展，其核心思想是在两个方向分别进行一次线性插值。如图 4.10 所示，假如想得到未知函数 $P=(x, y)$ 的值，且已知函数 f 在 $Q_{11}=(x_1, y_1)$，$Q_{12}=(x_1, y_2)$，$Q_{21}=(x_2, y_1)$ 及 $Q_{22}=(x_2, y_2)$ 四个点的值。

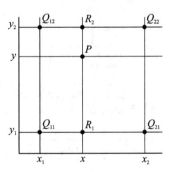

图 4.10　双线性插值说明图

首先在 x 方向进行性插值，得到

$$f(R_1)\approx\frac{x_2-x}{x_2-x_1}f(Q_{11})+\frac{x_2-x}{x_2-x_1}f(Q_{21}), \quad R_1=(x, y_1)$$

$$f(R_2)\approx\frac{x_2-x}{x_2-x_1}f(Q_{12})+\frac{x_2-x}{x_2-x_1}f(Q_{22}), \quad R_2=(x, y_2)$$

然后在 y 方向上进行线性插值，得到

$$f(P)\approx\frac{y_2-y}{y_2-y_1}f(R_1)+\frac{y_2-y}{y_2-y_1}f(R_2)$$

结果 $f(x,y)$ 为

$$f(x,y) \approx \frac{f(Q_{11})}{(x_2-x_1)(y_2-y_1)}(x_2-x)(y_2-y) + \frac{f(Q_{21})}{(x_2-x_1)(y_2-y_1)}(x-x_1)(y_2-y)$$
$$+ \frac{f(Q_{12})}{(x_2-x_1)(y_2-y_1)}(x_2-x)(y-y_1) + \frac{f(Q_{22})}{(x_2-x_1)(y_2-y_1)}(x-x_1)(y-y_1)$$

如果选择一个坐标系统使得 f 的四个已知点坐标分别为 $(0,0)$、$(0,1)$、$(1,0)$ 和 $(1,1)$，则插值公式化简为

$$f(x,y) \approx f(0,0)(1-x)(1-y) + f(1,0)x(1-y) + f(0,1)(1-x)y + f(1,1)xy$$

线性插值的结果与插值的顺序无关。若先进行 y 方向的插值，然后进行 x 方向的插值，得到的结果是一样的。

此外，Schaller、Flohr 和 Steffen 在 1997 年对 FDK 算法进行了改进，提出了基于柱面探测器的算法，将原形 FDK 算法沿直线方向的滤波改为沿柱面探测器的弧线上的滤波，称为 C-FDK 算法。还有其他一些 FDK 算法的衍生算法，这里就不作介绍了。

（二）FDK 重建算法仿真的实验研究

1. 实验目的
（1）掌握 FDK 算法的基本原理；
（2）学会用 MATLAB 编程实现 FDK 算法。

2. 实验任务
理解本实验介绍的 FDK 重建算法，用 MATLAB 编程实现三维 S-L 头模型的 FDK 算法重建。

3. 程序参考流程图
FDK 重建算法流程如图 4.11～图 4.16 所示。

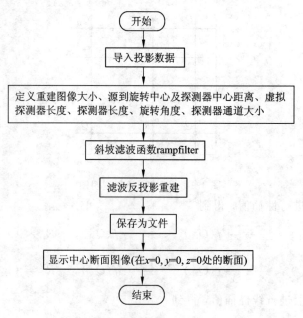

图 4.11 FDK 算法的流程图

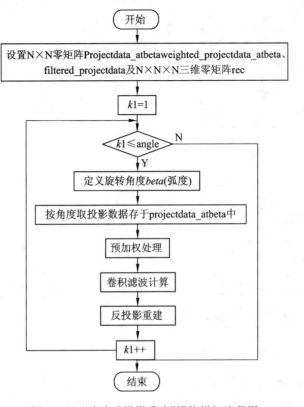

图 4.12 "滤波反投影重建"模块详细流程图

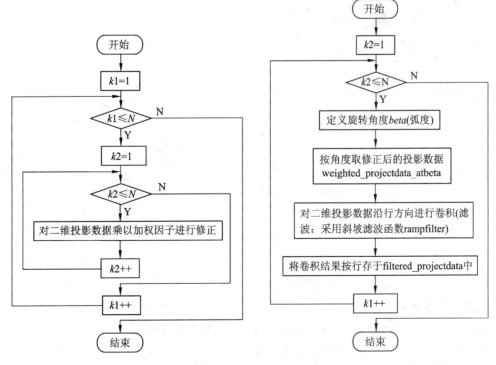

图 4.13 "预加权处理"模块流程图   图 4.14 "卷积计算"模块流程图

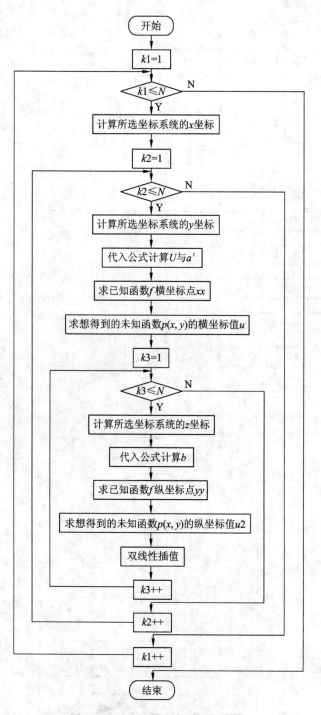

图 4.15 "反投影重建"模块流程图

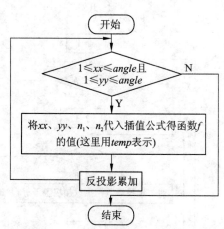

图 4.16 "双线性插值"模块流程图

编程参考变量：

project_beta：存放 beta 角度的投影数据，N×N 零矩阵；

weighted_project_beta：存放预加权的投影数据，N×N 零矩阵；

rampfilter：存放斜坡滤波函数，1×N 零矩阵；

filtered_project：存放滤波后的投影数据，N×N 零矩阵；

rec：N×N×N 三维零矩阵；

xx、yy：已知函数 f 横坐标点与纵坐标点；

u1、u2：想得到未知函数 P(x，y)的横坐标与纵坐标值；

x、y、z：进行相应计算以选取合适坐标系统。

4．编程说明

本节编程首先需要导入投影矩阵，可以使用函数 load '3Dprojection_256.mat'。然后定义需要的参数，再进行滤波反投影重建，其中滤波函数采用斜坡滤波函数 rampfilter，需要注意"预加权处理"、"卷积计算"、"反投影重建"和"双线性插值"小模块的编程。

5．实验步骤

(1) 认真阅读本实验的原理部分及实验任务；

(2) 根据原理所示方法，按照流程图及编程说明编写 MATLAB 程序，并调试通过；

(3) 运行程序，在计算机上分别显示头模型图像在 x=0 处、y=0 处和 z=0 处的断面。

6．总结与思考

(1) 回顾 FDK 算法重建公式的实现过程，对比扇束滤波反投影算法，思考两者有哪些相似之处。

(2) FDK 算法和其他算法比较有哪些优点？

附：三维锥束 FDK 算法的参考程序(说明，为减小重建时间，实验时建议选取 N=128 或者 N=64 来进行重建)

```
clc;
clear all;
close all;
N=256;% 重建图像大小，探测器采样点数
load '3Dprojection_256.mat';% 导入投影矩阵
angle_range=360;% 旋转角度 0 - 2pi 间的采样点数
SOD=44;% 源到旋转中心的距离
SDD=2 * SOD;% 源到探测器中心的距离
vitual_detector_length=2;% 虚拟探测器长度
detector_length=vitual_detector_length * SDD/SOD;% 探测器长度
detector_channel_size=detector_length/N;% 探测器的单位长度；
rampfilter=zeros(1, N);% 存放斜坡滤波函数
% － － － － － － － － － － － － － 
project_beta=zeros(N, N);% 存放 beta 角度的投影数据
weighted_project_beta=zeros(N, N);% 存放预加权的投影数据
filtered_project=zeros(N, N);% 存放滤波后的投影数据
rec=zeros(N, N, N);% 存放重建结果
%% 滤波函数设计 %%
Nfft=2^nextpow2(2 * N－1);
rampfilter=zeros(1, Nfft);% 存放斜坡滤波函数
for k1=1: Nfft
    rampfilter(k1)=－1/(pi * pi * ((k1－Nfft/2－1)^2));
```

```
    if mod(k1-Nfft/2-1, 2)==0
        rampfilter(k1)=0;
    end
end
rampfilter(Nfft/2+1)=1/4;
H=fft(rampfilter);
H0=abs(H)';
%%=======FDK 算法重建=======%%
for m=1: angle_range
    beta=(m-1)*pi/180; % 旋转角度(弧度)
    project_beta=P(:, :, m); % 按角度取投影数据
    %%======加权======%%
weighted_project_beta=medfuncWeightedProjectData(project_beta, N, SOD, detector_channel_
size);
    %%======滤波======%%
        filtered_project=medfuncFFtRampFilter(weighted_project_beta, H0, N);
    %%======反投影======%%
rec=rec+medfuncBackprojectRecons(detector_channel_size, SOD, beta, angle_range, N, fil-
tered_project);
end
%%=======重建结果保存与显示=======%%
rec=rec*pi/180/detector_channel_size;
filename=strcat('zhuishu_reconstruction', '_', num2str(N), '.mat');
save (filename, 'rec');
figure;
subplot(1, 3, 1), imshow(reshape(rec(N/2, :, :), N, N),[]), xlabel('x=0 处的断面');
subplot(1, 3, 2), imshow(reshape(rec(:, N/2, :), N, N),[]), xlabel('y=0 处的断面');
subplot(1, 3, 3), imshow(reshape(rec(:, :, N/2), N, N),[]), xlabel('z=0 处的断面');


加权函数:
function RF1=medfuncWeightedProjectData(RF, N, SOD, dd)
RF1=zeros(N, N);
% weighted projectdata function
% ————————————
% 输入参数:
% RF : 仿真的投影数据
% N  : 探测器通道个数
% SOD : 源到旋转中心的距离
% dd : 探测器的像素(通道)大小
% ————————————
% 输出参数:
% RF1 : 加权了的投影数据矩阵 N*N
% ========================%
```

```
for k1＝1：N
    for k2＝1：N
        RF1(k1, k2)＝RF(k1, k2) * D/sqrt(D^2＋((k1－N/2) * dd)^2＋((k2－N/2) * dd)^2);
    end
end
```

滤波函数：

```
function Q＝medfuncFFtRampFilter(RF1, H0, N)
Q＝zeros(N, N);
% To filter the projection data
% ——————————————
% 输入参数：
% RF1  ：加权后的投影数据
% H0   ：斜坡滤波函数
% N    ：探测器通道个数
% ——————————————
% 输出参数：
% Q ：对加权了的投影数据进行斜坡滤波后的结果 N * N
% %
Nfft＝2^nextpow2(2 * N－1);
for k2＝1：N
    RF2＝RF1(：, k2);
    g＝[RF2；zeros(Nfft－N, 1)];
     G＝fft(g);
     G＝G. * H0;
     g＝real(ifft(G));
     RF2＝g(1：N);
     Q(：, k2)＝RF2;
end
```

反投影函数：

```
function temprec＝medfuncBackprojectRecons(dd, D, beta, angle_num, N, Q)
temprec＝zeros(N, N, N);
% 对加权滤波后的数据进行反投影处理
% ——————————————
% 输入参数：
% dd ：探测器通道大小
% D ：源到探测器的距离
% beta ：旋转角度
% angle_num ：总的投影角度数目
% angle_num ：总的投影角度数目
% N ：重建图像大小
% Q ：滤波后的 theta 角度的投影数据　矩阵大小 N * N
% ——————————————
```

```
% 输出参数：
% temprec：临时重建结果　矩阵大小 N * N * N
% ==============================%
for k1=1：N
    x=dd * (k1-N/2)；
    for k2=1：N
        y=dd * (k2-N/2)；
        U=(D+x * sin(beta)-y * cos(beta))/D；
        a=(x * cos(beta)+y * sin(beta))/U；
        xx=round(a/dd+N/2)；
        u1=a/dd+N/2-xx；
        for k3=1：N
            z=dd * (k3-N/2)；
            b=z/U；
            yy=round(b/dd+N/2)；
            u2=b/dd+N/2-yy；
            % 双线性插值
            if (xx>=1) && (xx<N) && (yy>=1) && (yy<N)
                temp=(1-u1) * (1-u2) * Q(xx, yy)+(1-u1) * u2 * Q(xx, yy+1)+u1 * (1-
u2) * Q(xx+1, yy)+u1 * u2 * Q(xx+1, yy+1)；
                temprec(k1, k2, k3)=temprec(k1, k2, k3)+temp/U^2 * 2 * pi/angle_num；
            else
                temprec(k1, k2, k3)=temprec(k1, k2, k3)；
            end
        end
    end
end
```

仿真结果如图 4.17 所示。

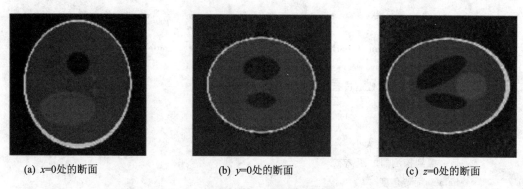

(a) $x=0$处的断面　　　　(b) $y=0$处的断面　　　　(c) $z=0$处的断面

图 4.17　三维锥束 FDK 算法重建仿真结果

参 考 文 献

[1]　惠苗，潘晋孝. 三维锥束 CT 投影数据的模拟[J]. 微计算机信息，23(25)：248-249，2007.

[2]　李艳玲，孙丰荣，刘泽，等. 基于 3D Shepp-Logan 头部模型的三维医学图像重建仿真[J]. 生物医学

工程学杂志，23(5)：938－943，2006.

[3]　孙丰荣，刘泽，李艳玲，等. 基于模型的 CT 三维医学图像重建仿真[J]. 系统仿真学报，18(3)：781－784，2006.

[4]　黄建林，吕东辉. 图像重建中 X 射线投影模拟的常用方法[J]. 上海大学学报：自然科学版，12(3)：228－233，2006.

[5]　王远. 高能工业 CT 数据采集系统及图象重建研究[D]. 成都：中国工程物理研究院，2007.

[6]　刘泽，孙丰荣，李艳玲，等. 三维 Shepp-Logan 头部模型仿真投影数据的计算[J]. 山东大学学报：工学版，35(1)：59－63，2005.

[7]　孙怡，侯颖，胡家升，等. 体积 CT 投影数据的模拟方法[J]. CT 理论与应用研究，14(1)：1－6，2005.

[8]　霍修坤. 锥束 CT 直接三维成像算法研究[D]. 合肥：安徽大学，2005.

[9]　刘亮. 基于 FDK 的高精度锥束 CT 重建算法研究[D]. 太原：中北大学，2007.

[10]　惠苗. 锥形束三维 XCT 重建算法研究[D]. 太原：中北大学，2007.

[11]　杨美琴. 锥形束 CT 短扫描重建及加速算法[D]. 南京：东南大学，2009.

[12]　马建华. 锥束扇束 CT 优质重建算法研究[D]. 广州：南方医科大学，2008.

[13]　张蔚. 锥束 CT 重建算法的实现及校正研究[D]. 南京：东南大学，2009.

[14]　杨波. 锥束投影数据重建方法研究[D]. 合肥：中国科学技术大学，2010.

[15]　杨艳芳. 基于一种新的扫描方式的滤波反投影算法[D]. 北京：北京交通大学，2009.

[16]　马腾. 基于平板探测器的 CT 重建技术研究[D]. 太原：中北大学，2008.

[17]　Feldkamp L A，Davis L C，Kress J W. Practical Cone-beam Algorithm[J]. J. Opt. Soc. Am. A，1(6)：612－619，1984.

[18]　Tuy H K. An Inversion Formula for Cone-Beam Reconstruction[J]. SIAM Journal on Applied Mathematics，43(3)：546－552，1983.

[19]　Kudo H，Noo F，Defrise M. Cone-beam filtered-backprojection algorithm for truncated hdical data[J]. Physics in Medicine and Biology，43(10)：2885－2909，1998.

[20]　Katsevich A. A General Scheme for Constructing Inversion Algorithm for Cone Beam CT[J]. International Journal of Mathematics and Mathematical Sciences，21：1305－1321，2003.

[21]　Ye Y，Wang G. Exact FBP CT reconstruction along general scanning curves[J]. Medical Physics，32(1)：42－48，2005.

第5章 迭代重建算法仿真实验

前面实验所讲的图像重建算法都属于解析法，也叫变换法，它是以 Radon 变换为理论基础先对投影数据在连续域解析处理然后离散化计算的一种重建方法。从本章开始，将介绍图像重建的迭代法，并给出了常用算法的仿真实现。

迭代重建的概念是首先由 Gordon、Bender 和 Herman 等人于 1970 年引入图像重建领域的。其主要思路是：从一幅假设的初始图像出发，采用逐步逼近的方法，将理论投影值同实际测量投影值进行比较，在某种最优化准则指导下寻找最优解。

例如，对于一幅连续的待重建图像 $f(x, y)$，迭代法先将其离散化，整个图像被划分为 $N = n \times n$ 个像素，每个像素宽度为 δ，内部的灰度值视为常数，这样该图像就可以用一个 N 维矢量 $\boldsymbol{F} = [f_1, f_2, \cdots, f_N]$ 来表示。假定用矢量 $\boldsymbol{P} = [p_1, p_2, \cdots, p_M]$ 表示由 M 条射线投影得到的投影数据，根据成像的物理过程和相应的投影模型，迭代重建问题就变成了求解线性方程组

$$\begin{cases} w_{11}f_1 + w_{12}f_2 + \cdots + w_{1N}f_N = p_1 \\ w_{21}f_1 + w_{22}f_2 + \cdots + w_{2N}f_N = p_2 \\ \qquad\qquad\qquad \vdots \\ w_{M1}f_1 + w_{M2}f_2 + \cdots + w_{MN}f_N = p_M \end{cases} \tag{5.1}$$

即

$$p_i = \sum_{j=1}^{N} p_{ij} = \sum_{j=1}^{N} w_{ij}f_j, \ i = 1, 2, \cdots, M \tag{5.2}$$

式中，w_{ij} 称为权因子，表示第 j 个像素对第 i 条射线投影值的贡献，它的计算直接关系到重建的速度和精度。

上式用矩阵表示为

$$\boldsymbol{P} = \boldsymbol{W}\boldsymbol{F} \tag{5.3}$$

式中：

$\boldsymbol{F} = [f_1, f_2, \cdots, f_N]^{\mathrm{T}}$ 为图像矢量；

$\boldsymbol{P} = [p_1, p_2, \cdots, p_M]^{\mathrm{T}}$ 为测量矢量，表示射线的投影值；

$$\boldsymbol{W} = \begin{bmatrix} w_{11} & w_{12} & \cdots & w_{1N} \\ w_{21} & w_{22} & \cdots & w_{2N} \\ \vdots & \vdots & & \vdots \\ w_{M1} & w_{M2} & \cdots & w_{MN} \end{bmatrix}$$ 为投影矩阵，也称系统矩阵。

于是，现在的任务变成了根据测量得的 $\boldsymbol{P}$ 和已知的矩阵 $\boldsymbol{W}$（主要由重建模型和扫描几何结构决定）来求图像向量 $\boldsymbol{F}$。最为直观的方法是对矩阵直接求逆：

$$\boldsymbol{F} = \boldsymbol{W}^{-1}\boldsymbol{P} \tag{5.4}$$

但是在实际图像重建过程中由于运算量巨大、方程的欠定性以及测量误差、噪声的影

响等原因，直接求逆变得非常困难，所以并不实用。于是产生了一系列迭代方法来解决这个问题。常用的迭代法包括代数重建法（Algebraic Reconstruction Technique，ART）、联合代数重建算法（Simultaneous Algebraic Reconstruction Technique，SART）、最大似然期望最大化（Maximum Likelihood Expectation Maximization，MLEM）算法和有序子集期望最大化（Ordered Subsets Expectation Maximization，OSEM），其中，后两种算法主要用于发射型断层成像（PET 和 SPECT）。

实验 13　投影矩阵的计算

（一）实验原理

1. 投影模型

投影矩阵是迭代法重建的关键因素，是获取的投影数据与断层图像矢量相联系的桥梁，只有生成一个精确的投影矩阵，才能够重建出高质量的图像。投影矩阵的计算取决于不同的模型，常见的有以下几种：

模型一：把投影射线看成宽为 τ 的射束（一般取 $\tau = \delta$），w_{ij} 表示第 i 条投影射线与第 j 个正方形网格相交的面积与正方形网格面积的比值（如图 5.1 所示）。

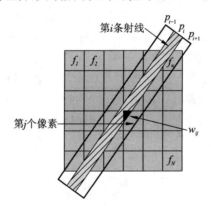

图 5.1　模型一说明用图

模型二：把投影射线看成宽为 τ 的射束，像素值集中在像素的中心，根据第 i 条投影射线是否经过第 j 个像素的中心而决定 w_{ij} 取 1 或 0。

$$w_{ij} = \begin{cases} 1, & i \text{ 号射线经过 } j \text{ 号像素中心} \\ 0, & \text{其他} \end{cases} \tag{5.5}$$

模型三：把射线看成宽度为 0、间距为 τ 的射束，根据第 j 个正方形网格是否与第 i 条投影射线相交，w_{ij} 取 1 或 0。

$$w_{ij} = \begin{cases} 1, & i \text{ 号射线经过 } j \text{ 号像素内任一点} \\ 0, & \text{其他} \end{cases} \tag{5.6}$$

模型四：把射线看成宽为 0、间距为 τ 的射束，w_{ij} 表示 i 号射线与 j 号像素相交的长度（参考图 5.2）。

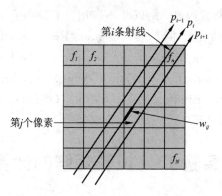

图 5.2　模型四说明用图

在以上几种模型中，模型一是最精确的，但求解特别复杂，计算量太大；模型二、三简化了计算，提高了重建速度，但重建图像中易出现噪声，重建质量差；最常用的是模型四。

2. 投影矩阵的计算

鉴于投影矩阵的计算在后续各迭代算法仿真实现中的重要性，这里有必要对投影矩阵的计算方法作一下介绍。本实验采用第四种投影模型，利用目前比较常用的、由参考文献[8]、[9]、[10]提出的快速网格遍历法来求解权因子。

如图 5.3 所示，将图像区域离散化为 $N=n\times n$ 有限个像素，每个像素均为边长为 δ 的正方形，中心在平面坐标原点。对像素网格按图 5.3 所示进行编号。设射线方程为 $y=mx+b$，现只考虑 $0<m\leqslant1$ 的情况。在图中，射线 P_i 与图像区域的两个交点为 $P(P_x,P_y)$ 和 $Q(Q_x,Q_y)$，对应网格编号分别为 K_0 和 K_1，显然 $K_0>K_1$，网格 K_0 左下角的顶点为 $B(X_0,Y_0)$。先从 B 点开始，沿 x 方向每步向右移动一个单位 δ，设射线在网格上纵向截距为 d，根据 d 来确定射线所穿过的网格，并计算射线与网格的交线长度，将该网格的编号和交线长度记录下来。依此类推，直到计算到网格 K_1。下面是根据 d 来确定射线所穿过的网格的过程。

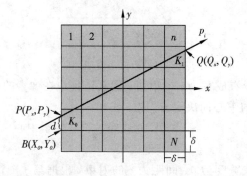

图 5.3　快速网格遍历法中重建坐标系示意图

如图 5.4 所示，假设目前已计算到的网格编号为 K，其左下角的顶点为 $G(X_k,Y_k)$，射线对 G 点的截距为

$$d_1 = m \times X_k + b - Y_k \tag{5.7}$$

则沿 x 方向向右移动一个单位 δ 后射线对 G 点所在水平线的截距为

$$d_2 = m \times (X_k+\delta) + b - Y_k \tag{5.8}$$

由式(5.7)和式(5.8)可得：

$$d_2 = d_1 + m \times \delta \tag{5.9}$$

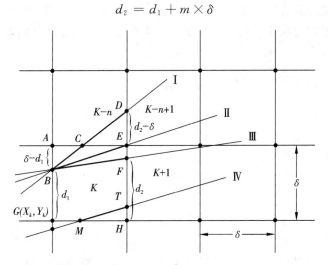

图 5.4　快速网格遍历法中射线与网格相交的四种情况

由图 5.4 可以看出，射线与网格相交可按 d_1、d_2 的不同分为下列四种情况。

（1）若 $d_1 \geqslant 0$，$d_2 > \delta$，如射线 BD 所示，射线在点 E 上方，则射线依次穿过网格 K 和其正上方网格 $K-n$，长度分别为 $|BC|$ 和 $|CD|$，由 $\triangle ABC$ 可求得：

$$|BC| = (\delta - d_1) \times \frac{\sqrt{m^2 + 1}}{m} \tag{5.10}$$

$$|CD| = |BD| - |BC| = \delta \times \sqrt{m^2 + 1} - (\delta - d_1) \times \frac{\sqrt{m^2 + 1}}{m} \tag{5.11}$$

然后令 $d_1 = d_2 - \delta$，并取右上方网格 $K-n+1$ 作为下一个要计算的网格。

（2）若 $d_1 \geqslant 0$，$d_2 = \delta$，如射线 BE 所示，射线经过点 E，则射线穿过网格 K，长度为 $|BE|$，由 $\triangle ABE$ 可求得：

$$|BE| = \delta \times \sqrt{m^2 + 1} \tag{5.12}$$

然后令 $d_1 = 0$，并取右上方网格 $K-n+1$ 作为下一个要计算的网格。

（3）若 $d_1 \geqslant 0$，$d_2 < \delta$，如射线 BF 所示，射线在点 E 下方，则射线穿过网格 K，长度为 $|BE|$，且

$$|BF| = \delta \times \sqrt{m^2 + 1} \tag{5.13}$$

然后令 $d_1 = d_2$，并取正右方网格 $K+1$ 作为下一个要计算的网格。

（4）若 $d_1 < 0$，如射线 MT 所示，射线在点 E 下方，但也在点 G 的下方，则射线穿过网格 K，长度为 $|MT|$，且

$$MT = d_2 \times \frac{\sqrt{m^2 + 1}}{m} \tag{5.14}$$

然后令 $d_1 = d_2$，并取正右方网格 $K+1$ 作为下一个要计算的网格。

当 $m > 1$ 时，考虑到对称性，仍然从网格 K_0 开始计算。但变为在 Y 方向每步向上移动一个单位 δ，距离参数 d 定义为横向距离。当 $m < 0$ 时，可参照 $m > 0$ 的情况。而对于平行和垂直这种极少数的特殊情况，由于射线所穿过的网格是在一条水平的或垂直的直线上，因此可快速确定射线穿过的网格编号，且交线长度均为 δ。

采用上述方法计算投影系数矩阵时，只需开辟两个大小为 $2n$ 的一维数组 $\{u\}$ 和 $\{v\}$，分别存放网格编号和射线穿过网格的长度，这样大大减少了存储空间，检索也很迅速，极大地提高了重建效率。

（二）投影矩阵仿真计算的实验研究

1. 实验目的
（1）掌握迭代法重建的基本概念和基本原理；
（2）了解迭代法与解析法各自的特点；
（3）学会投影矩阵的 MATLAB 编程实现。

2. 实验任务
先做一个简单的工作：将一幅正方形图像离散化为 10×10 个像素，每个像素边长为 1，用射线在 $30°$ 和 $160°$ 两个投影角度下对这个图像进行扫描，每个角度下有 15 条射线，按照快速网格遍历法的思想，利用 MATLAB 进行编程，计算出投影矩阵。

如果计算正确，考虑对一幅拥有更大规模像素的图像进行扫描，得到其投影矩阵。最后将投影矩阵的计算程序写成一个函数文件，便于后续算法仿真程序的调用。

3. 程序参考流程图
计算投影矩阵的程序流程图如图 5.5 所示。

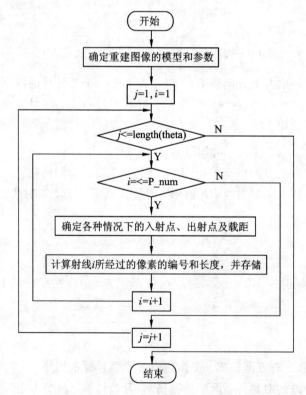

图 5.5　计算投影矩阵的流程图

参考变量：
theta：投影角度

P_num：每个投影角度下的射线条数

4. 编程说明

（1）实际编程时，还可以考虑用多种方式对程序进行优化和改进。例如，利用投影射线的对称性简化投影矩阵的程序编程。在实际迭代计算中，存储一个投影矩阵 W 占用大量的空间，可以定义两个数组 W_ind 和 W_dat 对射线所穿过的网格编号及网格长度分别进行存储，需要时再利用 W_ind 和 W_dat 转化得到。

（2）为了便于观察所得投影矩阵是否与实际一致，可以利用 MATLAB 绘图功能画出射线数目较少时的采样几何结构图，便于比较对照，判断计算的投影矩阵是否正确。

5. 实验步骤

（1）认真阅读本实验的原理部分；

（2）按照实验任务的要求，参考程序流程图及编程说明，自己编写计算投影矩阵 W 的MATLAB 程序，并调试通过；

（3）运行程序，在计算机上运算得到正确的投影矩阵。

6. 总结与思考

（1）解析法的优点是速度快，广泛用于临床实时断层重建。但当测量噪声较大或采样不充分时，这类算法的成像效果不甚理想，而迭代法却能很好地解决。但是迭代法的缺点是收敛速度慢，运算时间长，运算量大。本次实验要求读者能体会迭代法重建的基本思想，并了解它相对于解析法的优缺点。

（2）投影矩阵的计算是一个非常复杂也非常重要的问题。选择投影模型，并实现此模型下的投影矩阵的编程，可以为后续算法的学习和实验仿真奠定基础。请思考，投影矩阵的计算过程是否可以做进一步的改进？

附：计算投影矩阵的参考程序（已编写为函数文件）

```
function[W_ind, W_dat]=medfuncSystemMatrix(theta, N, P_num, delta)
% W_fun 计算投影矩阵
% ——————————————
% 输入参数：
% theta：投影角度，适用于 0=<theta<180
% N  ：矩阵的大小
% P_num：每个投影角度下的射线条数（探测器通道个数）
% delta ：网格大小
% ——————————————
% 输出参数：
% 输出以 W_ind 和 W_dat 表示的投影矩阵
% W_ind：存储投影射线所穿过的网格的编号的矩阵，M 行，2*N 列
% W_dat：存储投影射线所穿过的网格的长度的矩阵，M 行，2*N 列
% ===========================%
%用于验证的一小段程序
% theta=45;
% N=10;
% P_num=15;
```

```
% delta=1;
% ————————————
N2=N^2;
M=length(theta)*P_num;% 投影射线的总条数
W_ind=zeros(M, 2*N);% 存放射线穿过的网格的编号
W_dat=zeros(M, 2*N);% 存放射线穿过的网格的长度
% t_max=sqrt(2)*N*delta;
% t=linspace(-t_max/2, t_max/2, P_num);
t=(-(P_num-1)/2: (P_num-1)/2)*delta;% 探测器坐标
%% 当图像较小、射线条数较少时,可以画出扫描结构图,这是网格图 %%
if N <= 10 && length(theta) <= 5
    x=(-N/2: 1: N/2)*delta;
    y=(-N/2: 1: N/2)*delta;
    plot(x, meshgrid(y, x), 'k');
    hold on;
    plot(meshgrid(x, y), y, 'k');
    axis([-N/2-5, N/2+5, -N/2-5, N/2+5]);
    text(0, -0.4*delta, '0');
end
%======投影矩阵的计算======%
for jj=1: length(theta)
    for ii=1: 1: P_num
        % 完成一条射线权因子向量的计算
        u=zeros(1, 2*N); v=zeros(1, 2*N);
        th=theta(jj);% 投影角度
        if th >= 180||th < 0
            error('输入角度必须在0~180之间');
        %%======投影角度等于90°时======%%
        elseif th == 90
            % 画出对应的射线图
            if N <= 10 && length(theta) <= 5
                xx=(-N/2-2: 0.01: N/2+2)*delta;
                yy=t(ii);
                plot(xx, yy, 'b');
                hold on;
            end
            % 如果超出网格范围,直接计算下一条
            if t(ii) >= N/2*delta||t(ii) <= -N/2*delta
                continue;
            end
            kout=N*ceil(N/2-t(ii)/delta);
            kk=(kout-(N-1)): 1: kout;
            u(1: N)=kk;
```

```
        v(1: N)=ones(1, N) * delta;
%%======投影角度等于 0 时======%%
elseif th==0
    % 画出对应的射线图
    if N <= 10 && length(theta) <= 5
        yy=(-N/2-2: 0.01: N/2+2) * delta;
        xx=t(ii);
        plot(xx, yy, 'b');
        hold on;
    end
    % 如果超出网格范围，直接计算下一条
    if t(ii) >= N/2 * delta || t(ii) <= -N/2 * delta
        continue;
    end
    kin=ceil(N/2+t(ii)/delta);
    kk=kin: N: (kin+N * (N-1));
    u(1: N)=kk;
    v(1: N)=ones(1, N) * delta;
%%==当 90<th<180 时，投影射线的角度(以 x 正半轴为起点)为 th-90 == %%
%%==当 0<th<90 时，与投影射线关于 y 轴对称的射线的角度为 90-th == %%
else
    if th > 90
        th_temp=th-90;
    elseif th < 90
        th_temp=90-th;
    end
    th_temp=th_temp * pi/180; % 角度转化为弧度
    % 确定射线 y=mx+b 的 m 和 b
    b=t/cos(th_temp);
    m=tan(th_temp);
    y1d=-N/2 * delta * m+b(ii);
    y2d=N/2 * delta * m+b(ii);
    % 画出射线图
    if N <= 10 && length(theta) <= 5
        xx=(-N/2-2: 0.01: N/2+2) * delta;
        if th < 90
            yy=-m * xx+b(ii);
        elseif th > 90
            yy=m * xx+b(ii);
        end
        plot(xx, yy, 'b');
        hold on;
    end
end
```

% 如果超出网格范围，直接计算下一条

　　if (y1d < −N/2 * delta && y2d < −N/2 * delta)||(y1d > N/2 * delta && y2d > −N/2 * delta)

　　　　　　continue；

　　　　end

　　%%===确定入射点(xin，yin)、出射点(xout，yout)及参数 d1===%%

　　if y1d <= N/2 * delta && y1d >= −N/2 * delta && y2d > N/2 * delta

　　　　yin=y1d；

　　　　d1=yin−floor(yin/delta) * delta；

　　　　kin=N * floor(N/2−yin/delta)+1；

　　　　yout=N/2 * delta；

　　　　xout=(yout−b(ii))/m；

　　　　kout=ceil(xout/delta)+N/2；

　　elseif y1d <= N/2 * delta && y1d >= −N/2 * delta && y2d >= −N/2 * delta && y2d < N/2 * delta

　　　　yin=y1d；

　　　　d1=yin−floor(yin/delta) * delta；

　　　　kin=N * floor(N/2−yin/delta)+1；

　　　　yout=y2d；

　　　　kout=N * floor(N/2−yout/delta)+N；

　　elseif y1d < −N/2 * delta && y2d > N/2 * delta

　　　　yin=−N/2 * delta；

　　　　xin=(yin−b(ii))/m；

　　　　d1=N/2 * delta+(floor(xin/delta) * delta * m+b(ii))；

　　　　kin=N * (N−1)+N/2+ceil(xin/delta)；

　　　　yout=N/2 * delta；

　　　　xout=(yout−b(ii))/m；

　　　　kout=ceil(xout/delta)+N/2；

　　elseif y1d < −N/2 * delta && y2d >= −N/2 * delta && y2d < N/2 * delta

　　　　yin=−N/2 * delta；

　　　　xin=(yin−b(ii))/m；

　　　　d1=N/2 * delta+(floor(xin/delta) * delta * m+b(ii))；

　　　　kin=N * (N−1)+N/2+ceil(xin/delta)；

　　　　yout=y2d；

　　　　kout=N * floor(N/2−yout/delta)+N；

　　else

　　　　continue；% 直接计算下一条

　　end

　　%%===计算射线 i 穿过像素的编号和长度===%%

　　k=kin；

　　c=0；

　　d2=d1+m * delta；

　　while k >= 1 && k <= N2

```
        c=c+1;
      if d1 >= 0 && d2 > delta
          u(c)=k;
          v(c)=(delta-d1)*sqrt(m^2+1)/m;
          if k > N && k ~= kout
              k=k-N;
              d1=d1-delta;
              d2=d1+m*delta;
          else
              break;
          end
      elseif d1 >= 0 && d2 == delta
          u(c)=k;
          v(c)=delta*sqrt(m^2+1);
          if k > N && k ~= kout
              k=k-N+1;
              d1=0;
              d2=d1+m*delta;
          else
              break;
          end
      elseif d1 >= 0 && d2 < delta
          u(c)=k;
          v(c)=delta*sqrt(m^2+1);
          if k ~= kout
              k=k+1;
              d1=d2;
              d2=d1+m*delta;
          else
              break;
          end
      elseif d1 <= 0 && d2 >= 0 && d2 <= delta
        u(c)=k;
        v(c)=d2*sqrt(m^2+1)/m;
        if k ~= kout
          k=k+1;
          d1=d2;
          d2=d1+m*delta;
        else
          break;
        end
      elseif d1 <= 0 && d2 > delta
        u(c)=k;
```

```
    v(c)=delta * sqrt(m^2+1)/m;
    if k > N && k ~= kout
      k=k-N;
      d1=-delta+d1;
      d2=d1+m * delta;
    else
      break;
    end
  end
end
%% 如果投影角度小于 90，还需要利用投影射线关于 y 轴的对称性计算出权因子向量
if th < 90
  u_temp=zeros(1, 2 * N);
  if any(u) == 0 % 如果不经过任何网格，直接计算下一条
    continue;
  end
  ind=u>0;
  for k=1: length(u(ind))
    r=rem(u(k), N);
    if r == 0
      u_temp(k)=u(k)-N+1;
    else
      u_temp(k)=u(k)-2 * r+N+1;
    end
  end
  u=u_temp;
end
end
W_ind((jj-1) * P_num+ii, :)=u;
W_dat((jj-1) * P_num+ii, :)=v;
  end
end
```

实验 14 ART 算法的仿真研究

迭代图像重建的方法可分为代数迭代法和统计迭代法，代数迭代法以代数重建算法（Algebraic Reconstruction Technique，ART）为代表。ART 适合于不完全投影数据的图像重建，其抗噪声干扰能力强，另外可以结合一些先验知识进行求解，ART 最大的缺点是计算量大，重建速度慢。

（一）实验原理

代数重建算法（ART）是由 Kaczmarz 于 1937 年在求解相容线性方程组时提出的，随后

得到 Tanabe 的进一步阐明。ART 先假设一幅初始图像，通过"正向投影"得到一个计算的投影，然后将计算的投影与实际测量投影相比较，基于比较的差值来估计修正值，将修正值均匀地分配给射线经过的那些像素上，逐条射线地执行这一过程，直到满足要求。

前面已经说明，迭代重建的问题可归结为解式(5.1)，即解下列线性方程组：

$$\begin{cases} w_{11}f_1 + w_{12}f_2 + \cdots + w_{1N}f_N = p_1 \\ w_{21}f_1 + w_{22}f_2 + \cdots + w_{2N}f_N = p_2 \\ \qquad\qquad\qquad \vdots \\ w_{M1}f_1 + w_{M2}f_2 + \cdots + w_{MN}f_N = p_M \end{cases} \tag{5.15}$$

直接求解方程组(5.15)相当困难，在实际计算时，一般采用 Kaczmarz 松弛法来求解。这里直接给出结果，对于第 i 条射线，ART 的迭代公式为

$$f_j^{(k+1)} = f_j^{(k)} + \lambda \frac{p_i - \sum\limits_{n=1}^{N} w_{in}f_n^{(k)}}{\sum\limits_{n=1}^{N} w_{in}^2} w_{ij}, \ j = 1,\ 2,\ \cdots,\ N \tag{5.16}$$

式中，k 为迭代次数，i 为射线序号($1<i<M$)，j 为像素序号($1\leqslant j\leqslant N$)，λ 为松弛因子($0<\lambda<1$)。当所有的投影数据都被使用完一次之后，就完成了一次完整的迭代。每一轮的迭代都是以上一轮迭代的结果作为初始值，直到满足一定的收敛条件。

ART 算法的实现步骤如下：

(1) 给未知图像赋初值，例如，$f_j^{(k)}=0$，$k=0$，$j=1,\ 2,\ \cdots,\ N$；

(2) 对第 i 条射线，计算其估计投影值

$$p_i^* = \sum_{n=1}^{N} w_{in}f_n^{(k)}$$

(3) 计算实际投影与估计投影的误差

$$\Delta_i = p_i - p_i^*$$

(4) 对第 j 个像素点的修正值

$$C_j = \frac{\Delta_i}{\sum\limits_{n=1}^{N} w_{in}^2} w_{ij}$$

(5) 对第 j 个像素点的值进行修正

$$f_j^{(k+1)} = f_j^{(k)} + \lambda C_j$$

(6) 将上一轮的结果作为初值，重复(2)~(5)的过程，直到达到收敛要求或指定的迭代次数。

上述步骤中，所谓的修正实际上只是针对射线所穿过的那些像素进行的，而对于射线没有穿过的像素，$w_{ij}=0$，因而 $C_j=0$，相当于没有做出修正。

投影数据的访问方式、权因子和松弛因子是影响该算法性能的重要因素，读者可以结合仿真实验做具体分析。

(二) ART 算法的实验研究

1. 实验目的

(1) 掌握 ART 算法的基本原理；

（2）会用 MATLAB 编程实现 *ART* 算法。

2. 实验任务

获取一幅 180×180 的 Shepp-Logan 头模型图像的投影数据和投影矩阵，利用 MATLAB编写的 ART 算法程序重建出原图像，探测器个数 260，投影角度为 0～180°之间均匀分布的 60 个角度。

3. 程序参考流程图

ART 算法的程序流程图如图 5.6 所示。

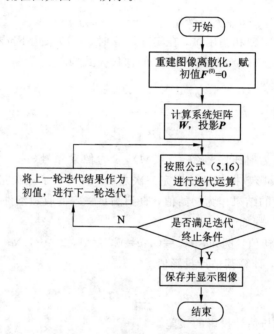

图 5.6　ART 算法的程序流程图

4. 编程说明

（1）投影矩阵在上一次实验中已经实现，因此在 ART 算法中可以直接调用前一实验编写的函数文件（medfuncSystemMatrix.m）。

（2）产生头模型的投影数据的方法有两种，一种是利用解析法自己编写一个投影函数，这里可直接调用实验 2 编写的 medfuncParallelBeamForwardProjection 函数实现。另一种是利用 MATLAB 提供的 radon 函数（拉东变换）得到。如果利用 radon 函数，其调用形式如下：

$$[R, xp] = radon(I, theta, N)$$

R 是经 radon 变换得到的投影，xp 是返回的径向坐标（即 r 轴坐标），I 是图像矩阵，theta 是投影角度，N 是每个角度下投影的计算点数，默认情况下 N 的值为

$$2 * ceil(norm(size(I) - floor((size(I) - 1)/2) - 1)) + 3$$

5. 实验步骤

（1）认真阅读实验十四"ART 算法"中的原理部分；

（2）按照实验任务的要求，参考 ART 算法流程图及编程说明自己编写 ART 算法重建图像的程序，并调试通过；

（3）运行程序，在计算机上显示 180×180 原始头模型图像和 ART 算法重建的图像。

6. 总结与思考

ART 算法是通过迭代不断对图像向量进行修正实现的，计算量大，重建时间长，这一弊端限制了其在 CT 领域的应用和发展，这也是一般迭代重建算法共有的缺点。请思考，针对影响图像重建速度的因素，可以从哪些方面做出改进？

附：ART 算法的参考程序

```
clc；
clear all；
close all；
N＝180；% 图像大小
N2＝N^2；
I＝phantom(N)；% 产生头模型图像
theta＝linspace(0, 180, 61)；
theta＝theta(1: 60)；% 投影角度
%%======产生投影数据======%%
P_num＝260；% 探测器通道个数
P＝medfuncParallelBeamForwardProjection(theta, N, P_num)；% 产生投影数据
% P＝radon(I, theta)；
%%======获取投影矩阵======%%
delta＝1；% 网格大小
[W_ind, W_dat]＝medfuncSystemMatrix(theta, N, P_num, delta)；
%%======进行 ART 迭代======%%
F＝zeros(N2, 1)；% 初始图像向量
lambda＝0.25；% 松弛因子
c＝0；% 迭代计数器
irt_num＝5；% 总迭代次数
while(c < irt_num)
  for j＝1: length(theta)
    for i＝1: 1: P_num
        %取得一条射线所穿过的网格编号和长度
        u＝W_ind((j-1) * P_num+i, :)；% 编号
        v＝W_dat((j-1) * P_num+i, :)；% 长度
        %如果射线不经过任何像素，不作计算
        if any(u) == 0
            continue；
        end
        %恢复投影矩阵中与这一条射线对应的行向量 w
        w＝zeros(1, N2)；
        ind＝u>0；
        w(u(ind))＝v(ind)；
```

```
                % 图像进行一次 ART 迭代
                PP＝w * F；% 前向投影
                C＝(P(i, j)－PP)/sum(w.^2) * w′；% 修正项
                F＝F＋lambda * C；
            end
        end
        F(F<0)＝0；% 小于 0 的像素值置为 0
        c＝c＋1；
    end
    F＝reshape(F, N, N)′；% 转换成 N×N 的图像矩阵
    %%＝＝＝＝＝＝＝＝仿真结果显示＝＝＝＝＝＝＝＝%%
    figure(1)；
    imshow(I)；xlabel('(a) 180×180 头模型图像')；
    figure(2)；
    imshow(F)；xlabel('(b) ART 算法重建的图像')；
```

仿真结果如图 5.7 所示。

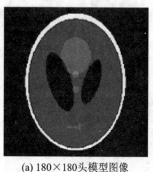

(a) 180×180头模型图像　　　　　　　(b) ART算法重建的图像

图 5.7　ART 算法的图像重建仿真

实验 15　ART 算法投影次序的选择对重建结果的影响仿真实验研究

在代数迭代重建算法中，影响迭代次数的两个主要因素是投影数据的访问方式和松弛因子的选择。对于 ART 算法，同一投影角度内的各条射线的更新次序对算法的收敛性没有影响[11, 12]，因此我们主要关注不同角度投影之间的先后次序。有很多研究人员[11, 12, 13]研究了投影先后次序对重建效果的影响，并提出了几种有效的迭代序列。Herman 和 Meyer[11] 提出了一种采用指数分解法来确定投影次序；Guan 和 Gordon[12] 提出了一种多级访问方案(MLS)，该方法实现简便，对于 180 度范围的投影，如果投影次序刚好是 2 的 L 次幂，则 MLS 确定的投影次序正好是计算一维 FFT 时对 2^L 个数据的访问次序；Muell 等[13] 提出一种基于距离加权(Weight-Distance Scheme，WDS)的投影排列次序，该方案通过对投影次序空间均匀采样，实现投影序列间的相关性最小，有效的提高了收敛速度和重建质量。

在介绍以上几种投影数据的访问方式算法时并没有给出严密的理论证明，其有效性的证明往往是通过实验的方法来验证的，本章实验任务将通过仿真试验来对这几种访问方式的优劣进行比较，以便在今后的实际重建任务中选择一种最佳的投影数据访问方式。

（1）顺序访问方式（Sequential Access，SAS）。SAS 是指按投影角度的自然顺序依次访问每个角度下的投影数据，即前一章里面的顺序选择投影来进行迭代。

（2）固定角度访问方式（FixedAngle，FAS）。FAS 是指以固定的角度间隔依次访问每个投影角度下的投影数据。

（3）随机访问方式（RandomAccess，RAS）。被访问的角度顺序是由随机函数产生的一系列随机数，即通过随机数抽取的方法确定每次更新时使用哪个投影数据。

（4）质数分解法访问方式（Prime Number Decomposition，PND）。

（5）加权距离访问方式（Weighted Dismnce Scheme，WDS）。对投影次序空间均匀采样，实现投影序列间的相关性最小，一般形式是距离加权正交，考虑前后选择投影角度成 90°。

（6）多层访问方式（Multilevel Scheme，MLS）。在本次实验中，我们主要比较两种不同的投影选择方法：顺序法（即实验十四中的 ART 迭代）和 MLS 选择法，其他几种访问方案可以留作任务或者思考题。

（一）实验原理

不同于卷积反投影重建方式，在 ART 重建过程中投影序列访问方式对重建收敛速度及精度均具有重要影响。

射线的投影组成一个一维数组，表示为 $[p_1, p_2, \cdots, p_M]$，M 为穿过物体的 x 射线条数，它等于投影方向个数与某方向投影射线数的乘积。因此，ART 可表示为一个线性方程组来求解，

$$\begin{cases} w_{11}f_1 + w_{12}f_2 + \cdots + w_{1N}f_N = p_1 \\ w_{21}f_1 + w_{22}f_2 + \cdots + w_{2N}f_N = p_2 \\ \qquad\qquad\qquad \vdots \\ w_{M1}f_1 + w_{M2}f_2 + \cdots + w_{MN}f_N = p_M \end{cases} \tag{5.17}$$

这是一个有 N 个未知数，M 个方程的方程组，其中 w_{ij} 表示第 i 条射线由图像中第 j 个像素产生的加权因子。我们利用前面一章的 ART 迭代公式，即用如下公式进行迭代

$$f_j^{(k+1)} = f_j^{(k)} + \lambda \frac{p_i - \sum_{n=1}^{N} w_{in} f_n^{(k)}}{\sum_{n=1}^{N} w_{in}^2} w_{ij}, \ j = 1, 2, \cdots, N \tag{5.18}$$

对上式进行一次迭代表示对一条射线进行了投影反投影操作，对所有 M 条射线迭代完成后如果没有收敛可以再次开始迭代。

方程组（5.17）中每一个方程表示一条射线经过的像素及投影信息，由于相邻角度下射线经过的像素信息及投影大小非常接近，所以其对应方程的线性相关性很强。如果按投影角度顺序选择投影方程来迭代，则最终解会过度偏向某些角度下的信息而忽略其他角度信

息以及降低收敛速度。

以两个变量情形来直观地说明，方程组如下

$$\begin{cases} w_{11}f_1 + w_{12}f_2 = p_1 \\ w_{21}f_1 + w_{22}f_2 = p_2 \end{cases} \tag{5.19}$$

如图 5.8 所示，迭代过程如下，首先给出一个初始值 f_0，将 f_0 投影到第一个方程所代表的直线上，再将所得到的点投影到第二个方程所代表的直线上，这样反复在两条直线间来回投影，直到收敛到方程的解。显然，两条直线的夹角越大，则收敛所需的迭代次数越小。对于一般方程组有许多未知量和无数组解的情况下，增大前后夹角可以提高最终解的精度。所以有必要对投影序列进行排序，按排序后的顺序进行迭代求解。

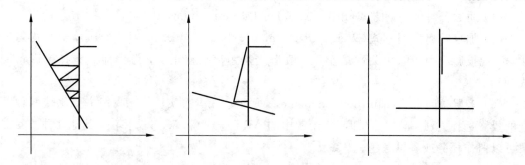

图 5.8　ART 求解两个变量方程组的过程

文献[15]中给出投影序列排序应遵循的原则：

（1）一系列连续被访问的投影角度应该在视角范围内尽可能均匀地分布；

（2）被访问的投影角度决不能在一些角度附近出现聚集现象。

在实验中，我们重点介绍一下具体的 MLS 投影角度访问顺序，选择这种投影方案除了由于其实现方便之外，另一个原因是当投影数是 4 的整数倍时，如果将 MLS 确定的访问顺序每四个分为一组，即 0～3 为第一组，4～7 为第二组，以此类推，则各组内的四个投影刚好满足几何对称性，利用该性质可以降低代数迭代算法的计算量，提高重建速度。

下面我们简要介绍一下 MLS 投影次序的确定方法。我们先对 180°范围投影的情形加以说明，360°范围投影的情形可以通过对 180°情形适当调整获得。首先假设投影数为 $P = 2^L$，顺序标号为 0，1，2，…，$P-1$，相邻两次的投影间隔为 $180°/P$。按照 MLS 方法，第一级访问的两个角度分别是 $0(0°)$ 投影和 $P=2(90°)$ 投影，因为它们两个具有最大的正交性。第二级要访问的是 $P=4(45°)$ 投影和 $3P=4(135°)$ 投影，二者刚好把上一级投影角度间隔平分，如两个投影有相同的访问级别，我们约定小角度优先访问；在第三级中，我们将依次访问 $P=8(22.5°)$ 和 $5P=8(112.5°)$ 投影，以及 $3P=8(67.5°)$ 和 $7P=8(157.5°)$ 投影；其余投影次序，照此规则，依次类推。

图 5.9 中画出了 $P=8$ 时 180°范围投影 MLS 的访问次序。对于 360°范围投影的情形，我们只需将 180°投影角度乘以 2，如图 5.10（a），然后再将 2、3 象限的访问顺序互换即可，如图 5.10（b），由该图可以看出，如果按照 MLS 的投影次序将投影数据每四个分为一组，则各组内的四个投影刚好满足几何对称性。

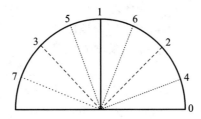

图 5.9　180°范围投影 MLS 确定的投影次序(投影数 P=8)

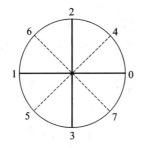
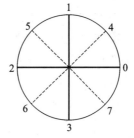

(a) 直接将180°情形角度倍增的结果　　　　**(b) 将2,3象限顺序调整后的结果**

图 5.10　360°范围投影 MLS 确定的投影次序(投影数 P=8)

(二) ART 投影访问方式的实验研究

1. 实验目的

(1) 了解 ART 迭代过程中投影次序的选择对重建结果产生的影响;

(2) 学习比较这几种投影访问方式,并用 MATLAB 编程实现。

2. 实验任务

用 MATLAB 编写程序实现不同投影访问方式的 ART 迭代重建。在 ART 迭代过程中,投影的选择分别采用顺序访问方式和 MLS 访问方式。重建的图像为 180×180 的 Shepp-Logan 头模型图像,探测器个数 200,投影角度为 $0 \sim 180$ 之间均匀分布的 90 个角度;使用归一化均方距离来判断不同算法的收敛速度。

3. 编程说明

(1) ART 迭代过程是先产生投影数据,然后在迭代过程中利用不同的投影访问方式获得一次迭代中参与迭代修正的投影数据,并进行迭代,直至满足一定的收敛准则而停止,从而重建出图像。在 ART 迭代中采用投影顺序访问方式在上一次实验中已经实现,因此,在本实验中可以直接使用。

(2) 获取一幅 Shepp-Logan 头模型图像的投影数据。这在实验 2 和实验 14 中已经作了介绍。

方法一:利用 MATLAB 提供的 radon 函数(拉东变换)得到;

方法二:利用解析法,自己编写一个投影函数。优点是利用公式计算射线穿过图像的 cross-length 快速且简单,缺点是仅适用于规则图像(如圆、椭圆、圆柱体等);

方法三:利用前面所述的投影模型,仿真计算离散图像投影数据,离散法的优势是可以任意不规则图像进行投影矩阵的计算,不过对于规则图像,投影的效果没有前面两种方法好。

4. 实验步骤

（1）认真阅读实验十五"ART 算法"中的原理部分及 MLS 原理介绍；

（2）按照实验任务的要求，编写 ART 算法在顺序访问方式和 MLS 访问方式下的重建程序，并调试通过；

（3）运行程序，在计算机上显示 180×180 原始头模型图像和 ART 算法重建的图像，比较在相同的迭代次数下不同投影访问方式得到的重建效果。

5. 总结与思考

在代数迭代重建算法中，影响迭代次数的两个主要因素是投影数据的访问方式和松弛因子的选择。在本次实验中我们验证了 ART 迭代过程中投影间隔地选择可以减少相关性，提高收敛速度，加快迭代重建速度，提高重建图像质量。本实验中还提到了其他几种访问方式，感兴趣的读者可以试着去实现，并与 MLS 次序做对比，观察迭代重建速度和效果有什么不同？

附：

参考程序 1：MLS 法

```
function Order_MLS=medfuncMLSOrder(Np)
% MLS 投影访问方式，计算 ART 的迭代顺序
% ——————————————
% 说明：程序是针对 180 扫描设计的，当使用 360 度扫描时，2、3 象限顺序互换。
% 输入参数：
% Np：投影角度个数(projection number) 即 length(theta)
% ——————————————
% 输出参数：
% Order_MLS：按 LMS 访问方式的迭代投影顺序
% ========================%
L=fix(log2(Np));
if Np > 2^L
    L=L+1;
end
Order_MLS=zeros(1, Np);
Flag_MLS=zeros(1, Np);
k=0;
for ii=1:L-1
    NL=2^ii;
    A=bitrevorder(0:NL-1);
    B=A(k+1:end);
    for jj=1:length(B)
        k=k + 1;
        M=round((Np/NL) * B(jj));
        Flag_MLS(M+1)=1;
        Order_MLS(k)=M;
    end
end
```

```
end
%－－－－－－对 L 层处理－－－－－－%
NL＝2^L;
A＝bitrevorder(0：NL－1);
B＝A(k+1：end);
M＝round((Np/NL) * B);
for jj＝1：length(B)
    M＝round((Np/NL) * B(jj));
    if (M<Np)&&(M>=0)&&(Flag_MLS(M+1) == 0)   %% 注意 Flag_MLS 访问越
                                                界问题
      k=k + 1;
      Flag_MLS(M+1)＝1;
      Order_MLS(k)＝M;
    elseif (M-1<Np)&&(M-1>=0)&&(Flag_MLS(M) == 0)
      k=k + 1;
      Flag_MLS(M)＝1;
      Order_MLS(k)＝M-1;
    elseif (M+1<Np)&&(M+1>=0)&&(Flag_MLS(M+2) == 0)
      k=k + 1;
      Flag_MLS(M+2)＝1;
      Order_MLS(k)＝M+1;
    end
end
```

参考程序 2：比较不同的投影访问方式的 ART 重建程序

```
% 比较不同的投影访问方式对迭代重建的影响
% 1、顺序访问方式
% 2、MLS 访问方式
clc;
clear all;
close all;
N=180;% 图像大小
N2=N^2;
I=phantom(N);% 产生头模型图像
Image=reshape(I', N2, 1);
theta=linspace(0, 180, 91);
theta=theta(1：90);% 投影角度
%%======产生投影数据======%%
P_num=200;% 探测器通道个数
p=medfuncParallelBeamForwardProjection(theta, N, P_num);% 产生投影数据
%%======获取系统矩阵======%%
delta=1;% 网格大小
[W_ind, W_dat]=medfuncSystemMatrix(theta, N, P_num, delta);
%%======ART 迭代参数设置======%%
```

```
lambda＝0.5；% 松弛因子
c＝0；% 迭代计数器
irt_num＝5；% 总迭代次数
theta_num＝length(theta)；% 投影角度个数
err1＝zeros(irt_num＋1，1)；% 存放图像误差
err2＝zeros(irt_num＋1，1)；
E1_art＝zeros(N2，1)；% 初始图像向量
E1_art_mls＝zeros(N2，1)；
%%＝＝＝＝＝＝逐条射线进行 ART 迭代＝＝＝＝＝＝%%
%%－－－－－－art 顺序－－－－－－%%
sq_error＝sum( (Image－mean(Image) ).^2)；
err1(c＋1)＝sqrt( sum( (Image － E1_art).^2) / sq_error )；% 归一化均方距离 d
tic
while(c ＜ irt_num)
    for j＝1：theta_num
      for i＝1：1：P_num
        %完成一条射线权因子向量的计算
        u＝W_ind((j－1) * P_num＋i，：)；
        v＝W_dat((j－1) * P_num＋i，：)；
        %利用所得的某一投影系数行向量进行迭代
        if any(u) ＝＝ 0
          continue；
        end
        w＝zeros(1，N2)；
        ind＝u＞0；
        w(u(ind))＝v(ind)；
        PP＝w * E1_art；
        C＝(p(i，j)－PP)/sum(w.^2) * w'；
        E1_art＝E1_art＋lambda * C；
      end
    end
    E1_art(E1_art＜0)＝0；
    c＝c＋1；
    err1(c＋1)＝sqrt( sum( (Image － E1_art).^2) / sq_error )；
end
toc
plot(0：irt_num，err1，'r－ * ')；
c＝0; clear C; clear w; clear u; clear v; clear err; clear cc;
%%－－－－－－art－mls－－－－－－%%
err2(c＋1)＝sqrt( sum( (Image － E1_art_mls).^2) / sq_error )；
Order_MLS＝medfuncMLSOrder(theta_num)＋1；
tic
while(c ＜ irt_num)
```

```
    for j=Order_MLS
      for i=1:1:P_num
        %完成一条射线权因子向量的计算
        u=W_ind((j-1) * P_num+i, :);
        v=W_dat((j-1) * P_num+i, :);
        %利用所得的某一投影系数行向量进行迭代
        if any(u)==0
          continue;
        end
        w=zeros(1, N2);
        ind=u>0;
        w(u(ind))=v(ind);
        PP=w * E1_art_mls;
        C=(p(i, j)-PP)/sum(w.^2) * w';
        E1_art_mls=E1_art_mls+ lambda * C;
      end
    end
    E1_art_mls(E1_art_mls<0)=0;
    c=c+1;
    err2(c+1)=sqrt( sum( (Image - E1_art_mls).^2) / sq_error );
  end
  toc
  hold on; plot(0:irt_num, err2, 'g-*');
  title('error between original and reconstruction');
  legend('sequence', 'MLS'); xlabel('迭代次数'); ylabel('归一化均方距离 itd');
  %%------转换成 N×N 的图像矩阵------%%
  E1_art=reshape(E1_art, N, N)';
  E1_art_mls=reshape(E1_art_mls, N, N)';
  %%=======show images=======%%
  figure
  subplot(1, 3, 1); imshow(I), title('original image');
  subplot(1, 3, 2); imshow(E1_art), title('sequence access');
  subplot(1, 3, 3); imshow(E1_art_mls), title('MLS access');
```

仿真结果如图 5.11 所示。

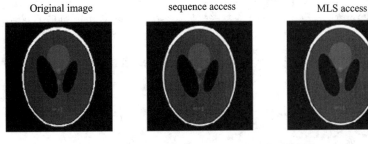

(a) 顺序方式和MLS方式下ART算法的重建图像

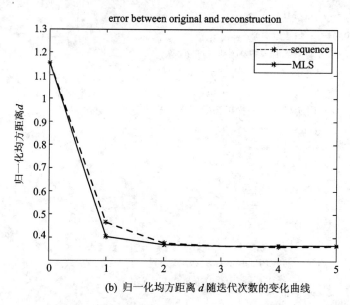

(b) 归一化均方距离 d 随迭代次数的变化曲线

图 5.11　不同投影访问方式的 ART 重建仿真

实验 16　MART 算法与 SART 算法的仿真研究

为了提高代数重建算法的精度和收敛速度，人们又在 ATR 重建算法基础上提出了一些改进的迭代形式，MART 和 SART 是其中具有代表性的两种。

(一) 实验原理

1. 乘型代数重建算法 (MART)

上一次实验所介绍的 ART 算法属于"加型"ART 算法，是通过加上一个修正值来实现每个像素的校正，其迭代的形式为：$x^{(k+1)} = x^{(k)} + \Delta x^{(k)}$。若每个像素的校正是通过乘上一个修正值来实现的，则称为"乘型"ART 算法 (Multiplicative ATR，MATR)。其基本步骤为：

(1) 给定一组初始值 $\boldsymbol{F}^{(0)}$，一般常取全 1 向量；

(2)

$$f_j^{(k+1)} = \left(\frac{p_i}{\sum\limits_{n=1}^{N} w_{in} f_n^{(k)}}\right)^{\gamma_j \delta_i w_{ij}} f_j^{(k)} ; \quad j = 1, 2, \cdots, N \tag{5.20}$$

式中，k 表示迭代次数，$i = k(\mathrm{mod}M) + 1$，参数 $\gamma_j > 0$，$\delta_i > 0$，并且对所有的 i 和 j 满足

$$\gamma_j \delta_i w_{ij} \leqslant 1 \tag{5.21}$$

这是最一般的 MART 算法公式。除此之外，还有众多其他形式的版本，例如，让参数 $\gamma_j = 1$，那么，

$$\delta_i = \frac{1}{\max\{w_{ij} \mid j = 1, \cdots, J\}} \tag{5.22}$$

式 (5.20) 可写成

$$f_j^{(k+1)} = \left(\frac{p_i}{\sum_{n=1}^{N} w_{in} f_n^{(k)}} \right)^{m_i^{-1} w_{ij}} f_j^{(k)} \tag{5.23}$$

其中 $m_i = \max\{w_{ij} | j = 1, 2, \cdots, J\}$，这就是 MART I 的形式。但在一些处理中如果 w_{ij} 已经被归一化，也常常将 m_i 省略，迭代公式成为

$$f_j^{(k+1)} = \left(\frac{p_i}{\sum_{n=1}^{N} w_{in} f_n^{(k)}} \right)^{w_{ij}} f_j^{(k)} \tag{5.24}$$

但是在加速 MART 收敛的过程中，m_i 是一个很重要的参数。

MART 算法的特点是：假若初始值 $\boldsymbol{F}^{(0)}$ 中的每个分量值均非负，则其在后面的迭代过程中将始终保持非负性；一定条件下，MART 算法的解序列 $\boldsymbol{F}^{(0)}, \boldsymbol{F}^{(1)}, \boldsymbol{F}^{(2)} \cdots$ 收敛于 $\boldsymbol{WF} = \boldsymbol{P}$ 的最大熵解。

2. 联合代数重建算法(SART)

联合代数重建算法(simultaneous ART, SART)是 A. H. Andersen 和 A. C. Kak 于 1984 年提出一种改进的迭代重建算法，只需要很少的迭代次数就可以得到很好的重建质量和精度。

ART 算法每次迭代只用到一条射线投影，测量噪声很容易被引入，并且需要较大的迭代次数，重建效率不高。SART 算法对 ART 算法做了一些改进：利用同一投影角度下通过像素的所有射线的误差来确定对该个像素进行校正值，而不是只考虑一条射线。这样就相当于对 ART 中的噪声进行了平滑，重建图像对测量噪声就不那么敏感了。SART 的迭代公式为

$$f_j^{(k+1)} = f_j^{(k)} + \lambda \frac{\sum\limits_{p_i \in P_\phi} \dfrac{p_i - \sum\limits_{n=1}^{N} w_{in} f_n^{(k)}}{\sum\limits_{n=1}^{N} w_{in}^2} w_{ij}}{\sum\limits_{p_i \in P_\phi} w_{ij}} \tag{5.25}$$

其中，λ 是松弛因子，一般取 $0 < \lambda \leqslant 1$。$\sum\limits_{i} w_{ij}$ 表示对像素 j 对应的列求和，$\sum\limits_{n=1}^{N} w_{in}$ 表示对射线 i 对应的行求和，k 是迭代次数，P_ϕ 是同一投影角度下的投影数据的集合。

可以看到，SART 不是按照逐条射线对图像像素进行更新，而是在计算完一个特定投影角度的整个投影之后再进行更新。

SART 算法与另外一种经典算法 SIRT(Simultaneous Iterative Reconstruction Technique, 联合迭代重建算法)非常相似，二者都属于联合迭代形式，都能抑制测量误差和一些干扰因素。不同的是，在一次迭代更新中 SART 算法使用的是某一投影角度下通过某一像素的所有射线，而 SIRT 算法用到的是通过该像素的所有射线。SIRT 算法有一个很大的缺点——收敛速度慢以及重建时间很长，这导致其并没有得到广泛的普及。SART 被认为是结合了 ART 和 SIRT 两种算法所有的优点而丢弃了它们的缺点。

（二）MART 和 SART 算法的实验研究

1. 实验目的

（1）掌握 MART 和 SART 两种算法的基本原理；

（2）比较这两种算法与基本迭代算法 ART 的优缺点；

（3）学会用 MATLAB 编程实现 MART 算法和 SART 算法。

2. 实验任务

借助 MATLAB 对 MART 算法进行仿真。要求：重建一幅 180×180 的 Shepp-Logan 头模型图像，探测器个数为 260，投影角度为 $0 \sim 180°$ 之间均匀分布的 60 个角度。

借助 MATLAB 对 SART 算法进行仿真。要求：重建一幅 180×180 的 Shepp-Logan 头模型图像，探测器个数为 260，投影角度为 $0 \sim 180°$ 之间均匀分布的 60 个角度。

3. 程序参考流程图

MART 算法的程序流程图如图 5.12 所示，SART 算法的程序流程图如图 5.13 所示。

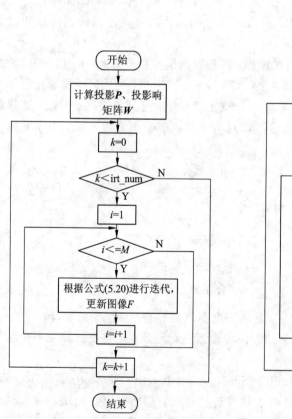

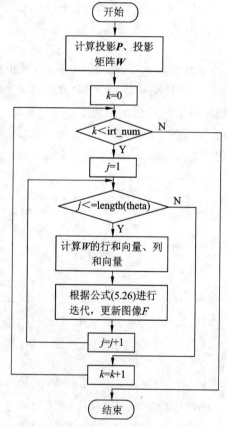

图 5.12　MART 算法的程序流程图　　　图 5.13　SART 算法的程序流程图

4. 编程说明

（1）在编程实现 SART 算法的迭代公式(5.25)时，为了提高程序效率，我们可以考虑使用矩阵运算代替 for 循环，把公式(5.25)写成如下形式：

$$F^{(k+1)} = F^{(k)} + \lambda \frac{W^{\mathrm{T}} \dfrac{p_\theta - WF^{(k)}}{W\_i}}{W\_j} \tag{5.26}$$

其中，F 是图像向量，k 是迭代次数，λ 是松弛因子，p_θ 是属于某一投影角度 θ 的投影数据，W 是某一投影角度下的投影矩阵，W_j 是列的和向量，W_i 是行的和向量。

（2）由于公式（5.26）中 W_j、W_i 出现在分母位置，运算时要保证向量中不为 0 的元素才能参与运算，这在编程时应予以注意。同样地，对公式（5.20）的编程也要注意这个问题。

5. 实验步骤

（1）认真阅读本实验的原理部分；

（2）按照实验任务的要求，参考程序流程图及编程说明用 MATLAB 程序分别编程实现 MART 算法和 SART 算法，并调试通过；

（3）运行程序，重建图像，观察重建效果。

6. 总结与思考

（1）MART 算法的重建原理与 ART 算法是一样的，也是逐线校正，所用的重建时间与 ART 算法是相当的。请思考，相比于 ART，MART 在迭代修正时有哪些优势？

（2）相对于 ART，SART 可以有效地抑制投影数据中随机误差带来的影响，处理含有较多噪声的投影数据时有更好的效果，同时，在运算量上也具有很大的优势；相对于 SIRT，由于不需要考虑完所有射线才能更新，因此大大缩短了重建时间。请利用仿真实验，对 ART、SART 和 SIRT 这三种算法的重建速度和重建效果作一下比较。

附：MART 算法的参考程序

```
clc;
clear all;
close all;
N=180;
N2=N^2;
I=phantom(N);
theta=linspace(0, 180, 61);
theta=theta(1: 60); % 投影角度
%%======产生投影数据======%%
P_num=260; % 探测器通道个数
P=medfuncParallelBeamForwardProjection(theta, N, P_num); % 产生投影数据
M=P_num * length(theta);
P=reshape(P, M, 1); % 排列成列向量
%%======获取投影矩阵======%%
delta=1; % 网格大小
[W_ind, W_dat]=medfuncSystemMatrix(theta, N, P_num, delta);
%%======设置参数======%%
F=ones(N2, 1); % 初始图像向量
var=0.3; % 松弛因子
c=0; % 迭代计数器
irt_num=5; % 总迭代次数
```

```
tic
while(c < irt_num)
    for i=1: M
        %如果射线不经过任何像素, 不作计算
        if any(W_ind(i, :)) == 0
            continue;
        end
        %计算权因子向量 w
        w=zeros(1, N2);
        ind=W_ind(i, :)>0;
        w(W_ind(i, ind))=W_dat(i, ind);
        % 图像进行一次迭代更新
        PP=w * F; % 前向投影
        if PP ~= 0
            ind1=w>0;
            F(ind1)=(P(i)/PP).^(var * w(ind1)'). * F(ind1);
        end
    end
    c=c+1;
end
toc
F=reshape(F, N, N)'; % 转换成 N×N 的图像矩阵
%%========仿真结果显示========%%
figure(1);
imshow(I), xlabel('(a) 180×180 头模型图像');
figure(2);
imshow(F), xlabel('(b) MART 算法重建的图像');
```

仿真结果如图 5.14 所示。

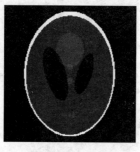 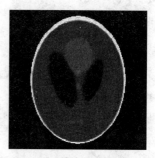

(a) 180×180头模型图像   (b) MART算法重建的图像

图 5.14 MART 算法的图像重建仿真

SART 算法的参考程序

```
clc;
clear all;
close all;
```

```
N＝180；N2＝N^2；
I＝phantom(N)；% 产生头模型
theta＝linspace(0，180，61)；
theta＝theta(1：60)；% 投影角度
%%======产生投影数据======%%
P_num＝260；% 探测器通道个数
P＝medfuncParallelBeamForwardProjection(theta，N，P_num)；% 产生投影数据
% P＝radon(I，theta)；
%%======获取投影矩阵======%%
delta＝1；% 网格大小
[W_ind，W_dat]＝medfuncSystemMatrix(theta，N，P_num，delta)；
%%======设置参数======%%
F＝zeros(N2，1)；% 初始图像向量
lamda＝0.5；% 松弛因子
c＝0；% 迭代计数
irt_num＝5；% 总迭代次数
while(c ＜ irt_num)
    for j＝1：length(theta)
      W1_ind＝W_ind((j－1) * P_num＋1：j * P_num，：)；
      W1_dat＝W_dat((j－1) * P_num＋1：j * P_num，：)；
      W＝zeros(P_num，N2)；
      for jj＝1：P_num
        % 如果射线不经过任何像素，不作计算
        if ～any(W1_ind(jj，：))
          continue；
        end
        for ii＝1：2 * N
          m＝W1_ind(jj，ii)；
          if m＞0 && m＜＝N2
            W(jj，m)＝W1_dat(jj，ii)；
          end
        end
      end
      sumCol＝sum(W)'；% 列和向量
      sumRow＝sum(W，2)；% 行和向量
      ind1＝sumRow＞0；
      corr＝zeros(P_num，1)；
      err＝P(：，j)－ W * F；
      corr(ind1)＝err(ind1)./sumRow(ind1)；% 修正误差
      backproj＝W' * corr；% 修正误差反投影
      ind2＝sumCol＞0；
      delta＝zeros(N2，1)；
      delta(ind2)＝backproj(ind2)./ sumCol(ind2)；
```

```
        F＝F＋lamda * delta；
        F(F＜0)＝0；
    end
    c＝c＋1；
end
F＝reshape(F, N, N)′；
figure(1)；
imshow(I)，xlabel('(a) 180×180 头模型图像')；
figure(2)；
imshow(F)，xlabel('(b) SART 算法重建的图像')；
```

仿真结果如图 5.15 所示。

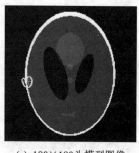
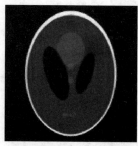

(a) 180×180头模型图像　　　　(b) SART算法重建的图像

图 5.15　SART 算法的图像重建仿真

实验 17　MLEM 算法的仿真研究

在迭代重建方法中另一类是统计迭代法，它们在发射型 CT(SPECT 和 PET)中应用广泛。最大似然期望最大化(Maximum Likelihood Expectation Maximization，MLEM)算法和有序子集期望最大化(Ordered Subsets Expectation Maximization，OSEM)算法是最常见的两种统计迭代算法。

(一) 实验原理

本实验以正电子发射型断层成像(Positron Emission Tomography，PET)为例介绍 MLEM 算法的基本原理。PET 成像中，某种含有放射性核素的示踪药物被注入人体，参与人体代谢，其间核素发生 β^+ 衰变释放出正电子，正电子在很短的距离内与人体内的负电子接触发生湮灭反应，辐射两个能量为 511 keV、运动方向基本成 180° 的 γ 光子，在体外被光子探测器接受到。环状探测结构的 PET 剖面如图 5.16 所示。

与 X-CT 图像重建不同，一般发射型 CT 图像重建所要解决的问题是根据测得的投影数据(光子数目)计算得到人体内放射性核素的浓度(放射性活度)分布。

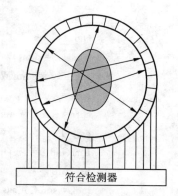

图 5.16　环状探测结构的 PET
剖面示意图

MLEM 是 L. A. Shepp 和 Y. Vardi 于 1982 年提出的一种统计迭代算法。它寻找与测量的投影数据具有最大似然性(ML)的估计解，而其迭代过程是由期望值最大法(EM)实现的。下面给出常用的 MLEM 算法的推导过程。

基于 Poisson 统计模型，MLEM 假设每一条投影线上的实际测量值 p_i 是服从数学上泊松分布的一个随机变量，因此其概率分布函数为

$$\mathrm{Prob}(p_i) = \mathrm{e}^{-\lambda_i} \frac{\lambda_i^{p_i}}{p_i!} \tag{5.27}$$

式中，$\lambda_i = \sum_j a_{ij} f_j$ 表示随机变量 p_i 的期望值，a_{ij} 表示从像素 j 发出的光子被探测器对 i 接收到的概率。

因此，一次扫描中测得的所有投影数据的联合概率，即似然函数可表示为

$$\mathrm{Prob} = \prod_i \mathrm{e}^{-\lambda_i} \frac{\lambda_i^{p_i}}{p_i!} \tag{5.28}$$

由于对数函数的单调性，可对似然函数取对数，第二项求和项 $\sum_i \ln(p_i!)$ 不含估计的参数 f_j，可以将其去除，得到

$$\ln(\mathrm{Prob}) = \sum_i (p_i \ln(\lambda_i) - \lambda_i) = \sum_i \left(p_i \ln\left(\sum_j a_{ij} f_j \right) - \sum_j a_{ij} f_j \right) \tag{5.29}$$

依据数学理论，求最大似然解可直接通过求偏导数得到，即

$$\frac{\partial \ln(\mathrm{Prob})}{\partial f_j} = -\sum_i a_{ij} + \sum_i \frac{a_{ij} p_i}{\sum_j a_{ij} f_j}, \ j = 1, 2, \cdots, J \tag{5.30}$$

这个方程组非常庞大，直接求解是不现实的，一般通过迭代法来求近似解。期望最大化法(EM)可以用来解决该问题，并且可以保证迭代的可收敛性。

为求解方便，引入变量 x_{ij} 和它的集合 $\boldsymbol{X}$，x_{ij} 表示从像素 j 发出、被探测器对 i 接收到的光子数目。实际上，x_{ij} 服从均值为 $a_{ij} f_j$ 的独立泊松分布，实测投影值 p_i 可表示为 $p_i = \sum_j x_{ij}$。

类似式(5.29)，$\boldsymbol{X}$ 的对数似然函数可写为

$$L = \ln P(\boldsymbol{X}, \boldsymbol{F}) = \sum_i \sum_j (x_{ij} \ln(a_{ij} f_j) - a_{ij} f_j) \tag{5.31}$$

EM 算法可以分解为"E"步(求期望值)和"M"步(期望值最大化)。

(1)"E"步：求期望值函数 $E\{\ln P(\boldsymbol{X}, \boldsymbol{F})\}$。随机变量 x_{ij} 是未知的，所以不可能计算出 $\ln P(\boldsymbol{X}, \boldsymbol{F})$。"E"步就是把随机变量 x_{ij} 用其期望值 n_{ij} 来代替，而 n_{ij} 要用测量值 p_i 和当前迭代的图像估计值 $f_j^{(k)}$ 来计算。具体地说，就是把 x_{ij} 替换为

$$n_{ij} = E(x_{ij} \mid p_i, \boldsymbol{F}^{(k)}) = p_i \cdot \frac{a_{ij} f_j^{(k)}}{\sum_l a_{il} f_l^{(k)}} \tag{5.32}$$

x_{ij} 用其期望值 n_{ij} 代替，目标函数就变为

$$E(L \mid \boldsymbol{P}, \boldsymbol{F}^{(k)}) = \sum_i \sum_j (n_{ij} \ln(a_{ij} f_j) - a_{ij} f_j) \tag{5.33}$$

(2)"M"步：求新的目标函数 $E(L \mid \boldsymbol{P}, \boldsymbol{F}^{(k)})$ 的极大值，对参数 f_j 求偏导，并令导数为 0，

即

$$\frac{E(L \mid \boldsymbol{P}, \boldsymbol{F}^{(k)})}{\partial f_j} = \sum_i \left(\frac{n_{ij}}{f_j} - a_{ij} \right) = 0 \tag{5.34}$$

因此有

$$\lambda_j = \frac{\sum\limits_i n_{ij}}{\sum\limits_i a_{ij}} \tag{5.35}$$

将上述两步合并，整理得到 MLEM 算法的迭代公式

$$f_j^{(k+1)} \frac{f_j^{(k)}}{\sum\limits_i a_{ij}} \sum\limits_i a_{ij} \frac{p_i}{\sum\limits_l a_{il} f_l^{(k)}} \tag{5.36}$$

其中，k 为算法的迭代次数，$f_j^{(k)}$ 表示经 k 次迭代后的图像估计值，p_i 表示投影的观测值，a_{ij} 表示从像素 j 发出的光子被探测器对 i 接收到的概率。

由于考虑了物理过程和观测数据的统计特性，MLEM 算法具有很好的抗噪声能力，是目前公认为最优秀的迭代重建算法之一，但是它仍然存在运算量大、运算时间长等缺点。

MLEM 算法的实现步骤如下：

(1) 设定迭代次数，初始化 $f^{(k)}$，$k=0$；

(2) 对当前所估计的图像作投影运算：$p_i^* = \sum\limits_{j=1}^N a_{ij} f_j^{(k)}$，$i = 1, 2, \cdots, M$；

(3) 将投影测量数据与投影估计相比：$\Delta_i \dfrac{p_i}{p_i^*}$；

(4) 将比值反投影到图像空间，得到修正因子：$C_j \dfrac{1}{\sum\limits_{i=1}^M a_{ij}} \sum\limits_{i=1}^M a_{ij} \Delta_i$；

(5) 对像素值进行修正：$f_j^{(k+1)} = f_j^{(k)} * C_j$；

(6) 将上次的结果最为初值，重复(2)到(5)进行新一轮迭代，直到满足指定的迭代次数。

这里的系统矩阵 $\boldsymbol{A}$（a_{ij} 的集合）是一个概率矩阵，这跟前面介绍的透射型 CT 图像重建中代数迭代法所用的投影矩阵虽然在形式上很相似，但物理机制是完全不同的。系统矩阵 $\boldsymbol{A}$ 的精确计算不仅需要考虑系统的几何模型，还要考虑其他一些物理因素，如准直器响应、衰减和散射等。实际中一般采用简化的处理方式，认为概率 a_{ij} 就是探测器对 i 形成的平行束与像素 j 重叠的面积，示意图如图 5.17 所示。

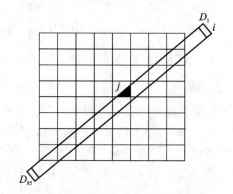

图 5.17　像素 j 发出的一对光子被 $D1$ 和 $D85$ 构成的 探测器对 i 接收，黑色部分的面积近似作为 a_{ij}

为了计算方便，本实验还是将前面长度加权模型下求得的投影矩阵 $\boldsymbol{W}$ 近似看作概率矩阵 $\boldsymbol{A}$，将线积分投影近似看作探测器探测到的光子数，但是在概念、意义上要求区分清楚。

（二）MLEM 算法的实验研究

1. 实验目的

(1) 掌握统计迭代的基本概念和 MLEM 算法的基本原理；

（2）学会 MLEM 算法的 MATLAB 编程实现。

2. 实验任务

借助 MATLAB 实现对 MLEM 算法的编程，用编写的 MATLAB 程序重建一幅 128×128 的 Shepp-Logan 头模型图像，探测器个数 185，扫描角度（投影角度）为 0～180° 之间均匀分布的 60 个角度，观察不同迭代次数时 MLEM 算法的重建效果。

3. 程序参考流程图

实现 MLEM 算法的程序流程图如图 5.18 所示。

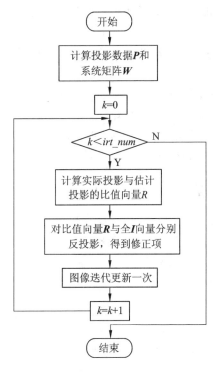

图 5.18　MLEM 算法的程序流程图

4. 编程说明

在编程实现 MLEM 算法的迭代公式（5.36）时，借助于 MATLAB 强大的矩阵运算功能，可用矩阵运算代替 for 循环将其实现，式（5.36）写成矩阵的形式为

$$\boldsymbol{F}^{(k+1)} = \boldsymbol{F}^{(k)} \frac{\boldsymbol{A}^{\top}\boldsymbol{R}}{\boldsymbol{A}^{\top}\boldsymbol{I}} \tag{5.37}$$

其中 $\boldsymbol{I}$ 是全 1 列向量，$\boldsymbol{R} = \left\{ \dfrac{p_i}{\sum\limits_{l} a_{il} f_l^{(k)}} \right\}$ 是实际投影与估计投影的比值。可以看出，式（5.36）中涉及反投影运算。在系统矩阵 $\boldsymbol{A}$ 较小或运行的机器性能较好时，反投影运算只需对 $\boldsymbol{A}$ 求转置并代入式（5.37）即可完成。

但在实际的重建问题中，涉及的系统矩阵往往很大，用上述矩阵的方法很容易出现内存空间不足的情况。因此，读者也可以按照系统矩阵 $\boldsymbol{A}$ 不完整存储的情况进行程序设计，但这时程序设计的复杂性会增大。遇到的最大困难就是对 Δ 的反投影运算，即 $\sum\limits_{i=1}^{M} a_{ij}\Delta_i$，需要遍历所有的像素，而对每一像素又需要遍历 $\boldsymbol{A}$ 中与之对应的第 j 列，再用 Δ 对其加权，这样将耗费大量的时间和内存空间，影响重建效率。考虑到矩阵 **A** 的行数远小于列数，实际编程时可以考虑用对射线的遍历来代替对像素的遍历，在一次射线遍历中，只需更新该射线经过的那些像素点。

5. 实验步骤

（1）认真阅读统计迭代和 MLEM 算法理论部分的内容；

（2）按照实验任务的要求，参考 MLEM 算法流程图及编程说明，自己编写 MLEM 算法重建断层图像的程序，并调试通过；

（3）运行程序，在计算机上显示原始头模型图像和利用 MLEM 算法重建的图像。

6. 总结与思考

从 MLEM 算法的推导过程思考期望最大化（EM）思想是如何在算法中体现的？

附：

系统矩阵 A 能够被完全存储时，MLEM 算法的参考程序

```
function F=medfuncMlem(W, F0, P, irt_num)
% MlEM(maximum likelihood expectation maximization) algorithm
% ——————————————
% 输入参数：
% W：系统矩阵（或概率矩阵）
% F0：初始图像向量
% P：投影数据，列向量
% irt_num：迭代次数
% ——————————————
% 输出参数：
% F：输出图像向量
% ========================%
sumCol=sum(W).';% 求系统矩阵的列和向量
Wt=W.';
F=F0;
for k=1：irt_num
    R=zeros(numel(P), 1);
    proj=W * F;% 投影运算
    ind1=proj > 0;
    R(ind1)=p(ind1)./proj(ind1);% 实际投影与估计投影的比值
    back_proj= Wt * R;% 反投影运算
    ind2=sumCol>0;
    F(ind2)=F(ind2). * (back_proj(ind2)./sumCol(ind2));% 图像迭代更新一次
end
```

系统矩阵 A 无法完全被存储时，MLEM 算法的参考程序

```
function F=medfuncMlem(W_ind, W_dat, N, F0, P, irt_num)
% MlEM(maximum likelihood expectation maximization) algorithm
% ——————————————
% 输入参数：
```

```
% W_ind：射线所穿过网格的编号，M×2*N
% W_dat：射线所穿过网格的长度，M×2*N
% F0：初始图像向量
% P：投影数据，列向量
% irt_num：迭代次数
%  ——————————
% 输出参数：
% F：输出图像向量
% ====================%
N2=N^2；M=length(P)；% 所有的射线条数
F=F0；
k=0；
while(k < irt_num)
   %%====求实际投影与估计投影的比值向量====%%
   R=zeros(M，1)；
   for ii=1：M
      %如果射线不通过任何像素，不作计算
      if any(W_ind(ii，：)) == 0
         continue；
      end
      w=zeros(1，N2)；% 系统矩阵的一个行向量
      for jj=1：2*N
         m=W_ind(ii，jj)；
         if m>0 && m<=N2
            w(m)=W_dat(ii，jj)；
         end
      end
      proj=w * F；% 前向投影
      R(ii)=P(ii) ./ proj；% 比值向量
   end
   %%——求比值向量与全1向量的反投影 back_proj，back_proj0 ——%%
   back_proj=zeros(N2，1)；back_proj0=zeros(N2，1)；
   for ii=1：M % 以行（射线）的遍历来进行反投影运算
      label=W_ind(ii，：)；
      data=W_dat(ii，：)；% 循环体内以向量进行运算
      if any(label) ~= 0 % 如果射线不通过任何像素，不作计算
         ind=label > 0；
         index=label(ind)；% 非零元素对应的网络编号
         back_proj(index)=back_proj(index)+R(ii) * data(ind).'；% 比值向量的反投影
         back_proj0(index)=back_proj0(index)+data(ind).'；% 全1向量的反投影
      end
   end
   %%=======图像迭代更新一次=======%%
```

```
ind=back_proj0 > 0;
F(ind)=F(ind) .* (back_proj(ind) ./ back_proj0(ind));
k=k+1;
end
```

MLEM 算法重建的主程序(调用的是第二个 medfuncMlem 函数)

```
clc;
clear all;
close all;
N=128;% 图像大小
N2=N^2;
I=phantom(N);% 产生头模型图像
theta=linspace(0, 180, 61);
theta=theta(1:60);% 投影角度
%%======产生投影数据======%%
P_num=185;% 探测器通道个数
P=medfuncParallelBeamForwardProjection(theta, N, P_num);% 产生投影数据
M=P_num * length(theta);% 投影射线的总条数
P=reshape(P, M, 1);
%%======获取系统矩阵======%%
delta=1;% 网格大小
[W_ind, W_dat]=medfuncSystemMatrix(theta, N, P_num, delta);
%%======利用 MLEM 算法进行重建======%
F0=ones(N2, 1);%初始图像向量
irt_num=20;%迭代次数
F=medfuncMlem(W_ind, W_dat, N, F0, P, irt_num);
F=reshape(F, N, N)';
%%======仿真结果显示======%%
figure(1);
imshow(I), xlabel('(a) 128×128 头模型图像');
figure(2);
imshow(F), xlabel('(b) MLEM 算法重建的图像');
```

仿真结果如图 5.19 所示。

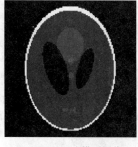

(a) 128×128头模型图像

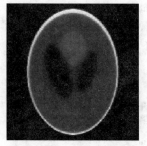

(b) MLEM算法重建的图像

图 5.19　MLEM 算法的图像重建仿真

实验 18　OSEM 算法的仿真研究

有序子集最大期望值法（Ordered Subsets Expectation Maximization，OSEM）是在 MLEM 基础上发展起来的一种快速迭代算法，它具有空间分辨率好，抗噪能力强，重建速度快于其他迭代方法等优点。OSEM 已在新型的核医学断层影像设备中广为应用，也是目前 PET 临床中主要的实用的迭代算法。

（一）实验原理

OSEM 法在每一次迭代过程中将投影数据分成 L 个子集，每一个子集对重建图像各像素点值校正以后，重建图像便被更新一次，所有的子集运算一遍称为一次迭代。在 MLEM 中，使用所用的投影数据对图像像素进行校正后重建图像才被更新一次，而在同等条件下的 OSEM 中重建图像已被更新 L 次，所以 OSEM 方法具有加快收敛的作用。

OSEM 算法的迭代公式为

$$f_j^{(k+1)} = \frac{f_j^{(k)}}{\sum\limits_{i \in S_m} a_{ij}} \sum_{i \in S_m} a_{ij} \frac{y_i}{\sum\limits_l a_{il} f_l^{(k)}} \tag{5.38}$$

其中，k 表示迭代的次数，$f_j^{(k)}$ 表示经 k 次迭代后的像素值，y_i 表示投影的观测值，a_{ij} 表示从像素 j 发射的光子被探测器对 i 检测到的概率，S_m 为第 m 个子集，$m = 1, 2, \cdots, L$（L 为子集个数）。

利用 OSEM 算法重建过程如下：

（1）设定迭代次数，初始化 $f^{(k)}$，$k = 0$；

（2）重复下面的步骤直到指定迭代次数为止：

a）$f^1 = f^{(k)}$，$k = k + 1$；

b）对子集 $m = 1, 2, \cdots, L$ 计算投影，在子集 S_m 上对应的投影值

$$y_i^* = \sum_{j=1}^{N} a_{ij} f_j, \ i \in S_m$$

反投影为 $f_j^{m+1} = \dfrac{f_j^m \sum\limits_{i \in S_m} a_{ij} \dfrac{y_i}{y_i^*}}{\sum\limits_{i \in S_m} a_{ij}}$，其中 $j = 1, \cdots, N$；

c）完成 L 次子迭代后，$f^{(k)} = f^{L+1}$。

在实际使用 OSEM 时，还需要注意子集平衡和子集排序两个问题。子集平衡是指每一个子集都含有相等的图像放射性参数信息，即每一个子集中的投影计数之和都相等。OSEM 的收敛需要子集平衡。关于子集的排序，一般没什么限制，但如果子集的顺序能为每次子迭代提供最大可能的新信息，则有可能使重建图像的质量相对较好。故子集排序一般遵从相邻子集中的投影方向间隔最大的原则。

在 OSEM 中，有序子集的划分方法直接影响算法的收敛速度，因而非常重要。关于子集划分和子集排序的具体实现将在仿真实验中予以说明。

（二）OSEM 算法的实验研究

1. 实验目的

（1）掌握 OSEM 算法的基本原理、思想方法；

（2）了解 OSEM 和 MLEM 两种算法的联系和区别；

（3）学习 OSEM 算法的 MATLAB 编程实现。

2. 实验任务

借助 MATLAB 实现对 MLEM 算法的编程，用编写的 MATLAB 程序重建一幅 128×128 的 Shepp-Logan 头模型图像，探测器个数为 185，扫描角度（投影角度）为 $0\sim 180°$ 之间均匀分布的 60 个角度。采用间隔子集法划分子集，观察不同子集水平、不同迭代次数时利用 OSEM 算法进行重建图像的效果。

3. 程序参考流程图

实现 OSEM 算法的程序流程图如图 5.20 所示，循环子迭代的程序流程图如图 5.21 所示。

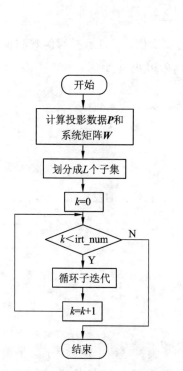

图 5.20　OSEM 算法的程序流程图

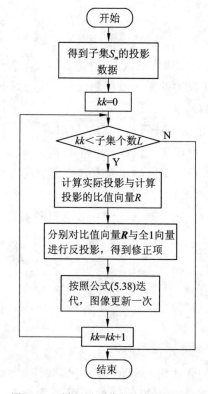

图 5.21　循环子迭代的程序流程图

4. 编程说明

（1）由于 OSEM 只是在 MLEM 算法的基础上引入了有序子集（OS）的思想，因此在具体编程实现 OSEM 算法时，只需要在 MLEM 算法程序的基础上加入子集划分即可。

（2）子集划分有多种方式，通常选择以投影角度为单位进行划分，大致分为三种：① 非重叠划分，即将投影划分为若干个互不重叠的子集；② 可重叠划分，即划分的子集可重叠；③ 标准划分，相当于 MLEM。如果每隔 T 个角度选取一个投影，投影数据就被划分为 L 个子集。常见的一种划分方法是间隔式子集划分，做法为：$S_1 = \{1,\ T+1,\ \cdots,\ (L-1)T+1\}$，$S_2 = \{2,\ T+2,\ \cdots,\ (L-1)T+2\}$，$\cdots$，$S_n = \{L,\ 2T,\ \cdots,\ LT\}$。在本实验中我们只考虑间隔子集划分方法。

5. 实验步骤

(1) 认真阅读 OSEM 算法原理部分的内容；

(2) 按照实验任务的要求，参考 OSEM 算法流程图及编程说明，自己用 MATLAB 编写 OSEM 算法重建断层图像的程序，并调试通过；

(3) 运行程序，在计算机上显示原始头模型图像和利用 OSEM 算法重建的图像。

6. 总结与思考

对不同子集划分的研究结果表明，由于 OSEM 的一次迭代定义为所有的子集通过一次校正运算，所以无论将投影数据划分为多少个子集，其一次迭代运算时间是相同的，但不同划分的收敛速度是不同的。试通过仿真实验，观察当子集划分数目与迭代次数乘积相同时重建图像的效果以及迭代所用的时间。

附：

OSEM 算法的参考程序

```
function F＝medfuncOsem(W_ind, W_dat, W_index, N, F0, P, irt_num, L)
% OSEM(Ordered Subsets Expectation Maximization) algorithm
% ——————————
% 输入参数：
% W_ind ：射线所穿过网格的编号，M×2＊N
% W_dat ：射线所穿过网格的长度，M×2＊N
% W_index ：矩阵，L 行，T＊P_num 列，存放 L 个子集中每条射线所属的行号
% F0 ：初始图像向量
% P ：投影数据，列向量
% irt_num ：迭代次数
% L ：子集个数
% ——————————
% 输出参数：
% F ：输出图像向量
%========================%
N2＝N^2；M＝length(P)；% 所有的射线条数
F＝F0；
for k＝1：irt_num
    for kk＝1：L % 子迭代
        w_ind＝W_ind(W_index(kk, :), :)；
        w_dat＝W_dat(W_index(kk, :), :)；
        %%====求实际投影与估计投影的比值向量====%%
        R＝zeros(M/L, 1)；
        p＝P(W_index(kk, :))；% 取得某一子集对应的投影数据
        for ii＝1：M/L
```

```
                    % 如果射线不通过任何像素，不作计算
                    if any(w_ind(ii,：))==0
                        continue；
                    end
                    w=zeros(1，N2)；
                    for jj=1：2*N
                        m=w_ind(ii，jj)；
                        if m>0 && m<=N2
                            w(m)=w_dat(ii，jj)；
                        end
                    end
                    proj=w*F；% 前向投影
                    R(ii)=p(ii)./proj；% 比值向量
                end
                %%===求比值向量与全1向量的反投影 back_proj，back_proj0===%%
                back_proj=zeros(N2，1)；back_proj0=zeros(N2，1)；
                for ii=1：M/L % 以行（射线）的遍历来进行反投影运算
                    label=w_ind(ii，：)；
                    data=w_dat(ii，：)；% 循环体内以向量进行运算
                    if any(label)~==0 % 如果射线不通过任何像素，不作计算
                        ind=label>0；
                        index=label(ind)；% 非零元素对应的网络编号
                        back_proj(index)=back_proj(index)+R(ii)*data(ind).'；% 比值向量的反投影
                        back_proj0(index)=back_proj0(index)+data(ind).'；% 全1向量的反投影
                    end
                end
                %%=======图像迭代更新一次========%%
                ind=back_proj0>0；
                F(ind)=F(ind).*(back_proj(ind)./back_proj0(ind))；
            end
        end
```

利用 OSEM 算法进行图像重建的参考程序

```
clc；
clear all；
close all；
N=128；% 图像大小
N2=N^2；
I=phantom(N)；% 产生头模型图像
theta=linspace(0，180，61)；
theta=theta(1：60)；% 投影角度
%%======产生投影数据======%%
P_num=185；% 探测器通道个数
P=medfuncParallelBeamForwardProjection(theta，N，P_num)；% 产生投影数据
```

```
M＝P_num * length(theta)；% 投影射线的总条数
P＝reshape(P，M，1)；
%%======获取系统矩阵======%%
delta＝1；% 网格大小
[W_ind，W_dat]＝medfuncSystemMatrix(theta，N，P_num，delta)；
%%======划分子集 ======%%
L＝10；% 子集个数
T＝length(theta) / L；% 每个子集包含的角度数
theta_seq＝reshape(1：length(theta)，L，T)；% 产生角度编号矩阵
W_index＝zeros(L，T * P_num)；% 包含 L 个子集的射线的行号
for i＝1：L
    temp＝P_num * theta_seq(i，：)；
    for j＝1：T
        W_index(i，(j－1) * P_num+1：j * P_num)＝temp(j)－P_num+1：temp(j)；
    end
end
%======利用 OSEM 算法进行重建======%
F0＝ones(N2，1)；%初始图像向量
irt_num＝5；%迭代次数
F＝medfuncOsem(W_ind，W_dat，W_index，N，F0，P，irt_num，L)；
F＝reshape(F，N，N)'；
%%======仿真结果显示======%%
figure(1)；
imshow(I)，xlabel('(a) 128×128 头模型图像')；
figure(2)；
imshow(F)，xlabel('(b) OSEM 算法重建的图像')；
```

仿真结果如图 5.22 所示。

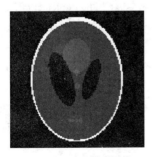
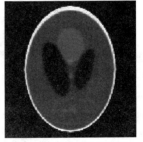

(a) 128×128头模型图像　　　　(b) OSEM算法重建的图像

图 5.22　OSEM 算法的图像重建仿真

参 考 文 献

[1] 庄天戈. CT 原理与算法[M]. 上海：上海交通大学出版社，1992.

[2] 黄力宇. 医学成像的基本原理[M]. 北京：电子工业出版社，2009.

[3] 顾本立，万遂人，赵兴群. 医学成像原理[M]. 北京：科学出版社，2011.

[4] 胡小舟. 不完全 X 光投影数据的代数重建算法研究[D]. 合肥：中国科学技术大学，2008.

[5] Kaczmarz S. Approximate solution of systems of linear equations[J]. International Journal of Control，57(6)：1269 - 1271，1993.

[6] 张顺利. 工业 CT 图像的代数重建方法研究及应用[D]. 西安：西北工业大学，2004.

[7] 李新彩. 基于压缩感知的 CT 迭代图像重建技术应用研究[D]. 济南：山东大学，2011.

[8] 张顺利，张定华，李山，等. ART 算法快速图像重建研究[J]. 计算机工程与应用，42(24)：1 - 3，2006.

[9] 张顺利，张定华，王凯，等. 一种基于 ART 算法的快速图像重建技术[J]. 核电子学与探测技术，27(3)：479 - 483，2007.

[10] 张顺利，张定华，赵歆波，等. 代数重建法中的一种快速投影系数计算方法[J]. 计算机应用研究，24(5)：38 - 40，2007.

[11] Herman G T，Meyer L B. Algebraic reconstruction can be made computationally efficience[J]. IEEE Transactions on Medical Imaging，12(3)：600 - 609，1993..

[12] Guan H，Gordon R. A projection access order for speedy convergence of ART A multilevel scheme for computed tomography[J]. Physics in Medicine and Biology，39(11)：2005 - 2022，1994.

[13] Mueller K，Yagel R，Cornhill J F. The weighted-distance scheme：a globally optimizing projection ordering method for ART[J]. IEEE Transactions on Medical Imaging，16(2)：223 - 230，1997.

[14] 王宏钧，路宏年，傅健. 代数重建技术中投影序列选择次序的研究[J]. 光学技术，32(3)，389 - 391，2006.

[15] 朱守平. 微型计算机断层成像及其与自发荧光断层成像多模态融合的研究[D].北京：中国科学院自动化研究所，2010.

[16] 梅创社，张顺利. MART 算法快速高质量图像重建研究[J]. 科学技术与工程，12(24)：6054 - 6057，2012.

[17] Andersen A H，Kak A C. Simultaneous algebraic reconstruction technique (SART)：a superior implementation of the ART algorithm[J]. Ultrasonic imaging，6(1)：81 - 94，1984.

[18] 吴丽华. CT 迭代重建算法的研究[D]. 沈阳：东北大学，2008.

[19] Van Hemelryck Tessa，Wuyts Sarah，Goossens Maggie，ed at. The implementation of iterative reconstruction algorithms in MATLAB，Masters Thesis，Department of Industrial Sciences and Technology，University College of Antwerp，Belgium，July 2007.

[20] Kak Avinash C，Slaney Malcolm. Principles of Computerized Tomographic Imaging[M]. Classics in Applied Mathematics，2001.

[21] Mueller Klaus，Yagel Roni. Rapid 3-D Cone-Beam Reconstruction with the Simultaneous Algebraic Reconstruction Technique (SART) Using 2-D Texture Mapping Hardware[J]. IEEE Transactions on medical imaging，19(12)：1227 - 1237，2000.

[22] 秦通. 期望最大化算法在医学断层成像技术中的应用研究[D]. 济南：山东大学，2011.

[23] 凌松云，曹文田，李军，等. 基于 Monte Carlo 模拟的系统矩阵解析算法[J]. 仪器仪表学报，30(9)，2009.

[24] 刘力，吴晓锋，印胤. 正电子断层扫描仪与 PET 图像重建概述[J]. CT 理论与应用研究，12(01)：47 - 50，2003.

[25] 任变青，潘晋孝. OSEM 算法在图像重建中子集分类的研究[J]. 中北大学学报：自然科学版，27(5)：462 - 466，2006.

[26] 王振天，张丽，邢宇翔，等. 统计重建算法综述[J]. CT 理论与应用研究，16(4)：8 - 21，2007.

[27] 廖文熙. PET 图像重建算法的研究与优化[D]. 杭州：浙江大学，2010.

[28] 李红艳. PET 图像重建算法研究及实现[D]. 长沙：中南大学，2009.

[29] Hudson H M，Larkin R S. Accelerated image reconstruction using ordered subsets of projection data [J]. IEEE Transactions on Medical Imaging 13(4)：601 - 609，1994.

[30] 戴修斌. 计算机断层图像重建算法研究[D]. 南京：东南大学，2008：8 - 9.

[31] 陈英茂，田嘉禾. 图像重建-有序子集最大期望值法[J]. 中华核医学杂志，22(6)：379 - 381，2002.

第6章　压缩感知图像重建初探

压缩感知(Compressed Sensing，CS)也称压缩传感、压缩采样(Compressive Sampling)、稀疏采样(Sparse Sampling)，是由 E. J. Candes、J. Romberg、T. Tao 和 D. L. Donoho 于 2004 年提出的一种新的采样理论。压缩感知突破了奈奎斯特-香农采样定理的限制，并指出若信号是稀疏的或可压缩的，则用远少于 Nyquist 采样数的测量值也能精确恢复原始信号。

压缩感知的基本思想是：如果一个未知的信号在已知的正交基或者过完备的正交基(如傅里叶变换和小波基等)上是稀疏的或是可压缩的，那么仅用少量线性、非自适应的随机测量值就可以精确地恢复出原始信号。而从理论上来看，只要找到合适的稀疏基，任何信号都是可压缩的。

如图 6.1 所示，与传统的信号采样方式不同，压缩感知的核心思想是将压缩与采样合并进行，取得信号的非自适应性随机线性观测值，利用最小范数的优化算法来恢复信号，主要包括信号的稀疏表示、观测矩阵的设计和信号重构三个环节。

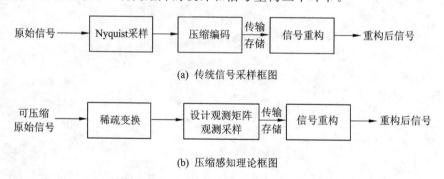

(a) 传统信号采样框图

(b) 压缩感知理论框图

图 6.1　传统信号采样与压缩感知理论框图

1. 信号的稀疏表示

设 $x=[x_1, x_2, \cdots, x_N]^T$ 表示长度为 N 的一维离散信号，且 $x \in \mathbf{R}^N$，由信号理论可知 x 可用一组正交基 $\boldsymbol{\Psi}=[\boldsymbol{\Psi}_1, \boldsymbol{\Psi}_2, \cdots, \boldsymbol{\Psi}_N]$ 的线性组合表示为

$$x = \sum_{i=1}^{N} \boldsymbol{\Psi}_i s_i = \boldsymbol{\psi s} \tag{6.1}$$

其中，$s_i=\langle x, \boldsymbol{\Psi}_i \rangle$，$\boldsymbol{\Psi}$ 是 $N \times N$ 维的正交矩阵，$\boldsymbol{\Psi}_i$ 是 $N \times 1$ 维的基向量，x 和 s 均为 N 维向量。若 s 中仅有 $K \ll N$ 个非零系数，而其它系数均为零，则称信号 x 是 K -稀疏的，$\boldsymbol{\Psi}$ 称为信号 x 的稀疏基或稀疏变换矩阵；若 s 中仅有少量较大的系数，其它系数均很小，所有系数经排序后呈指数级衰减趋近于零，则称信号 x 是可压缩的。大多数情况下，信号的变换系数 s 无法满足严格稀疏的要求(即绝大多数系数非零)，但仍具有可压缩性。

找到一个最佳的稀疏基是压缩感知理论的应用基础和前提。常用的稀疏基有离散余弦变换(Discrete Cosine Transform，DCT)基、快速傅里叶变换(Fast Fourier Transform，FFT)基、曲波(Curvelet)基、离散小波变换(Discrete Wavelet Transform，DWT)基和冗余字典等。合理地选择稀疏基 $\mathbf{\Psi}$，使信号的稀疏系数个数尽可能的少，不仅有利于提高信号采集的速度，减少存储、传输信号所占用的资源，而且还可以使后续的信号重构工作变得更容易，使重建结果更精确。

2. 观测矩阵的设计

通过稀疏变换得到了信号的稀疏表示之后，需要设计观测采样矩阵对信号进行观测采样。设 x 是一个长度为 N 的一维离散实数信号，并且是稀疏的，那么由压缩感知理论，可对 x 直接进行观测采样，得到长度为 $M(M \ll N)$ 的观测值 y，它们的关系为

$$y = \mathbf{\Phi}x \tag{6.2}$$

其中，$\mathbf{\Phi}$ 称为观测矩阵或感知矩阵，大小为 $M \times N$。

若 x 本身不是稀疏信号，但 x 在某正交变换下可通过稀疏系数向量 s 来表示，即 $x = \mathbf{\Psi}s$，s 只有 K 个非零系数(K 稀疏)，则观测采样过程可写为

$$y = \mathbf{\Phi\Psi}s = \mathbf{\Theta}s \tag{6.3}$$

其中，$\mathbf{\Theta} = \mathbf{\Phi\Psi}$ 为 $M \times N$ 维矩阵，称为 CS 信息算子。由上式可知压缩感知的观测过程如图 6.2 所示。

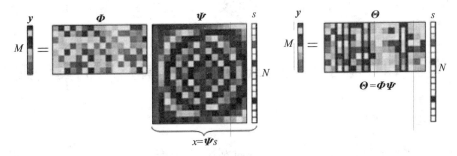

图 6.2 压缩感知观测过程示意图

由于 $M \ll N$，从 M 维向量 y 恢复出 N 维向量 x 是一个欠定求解问题。然而在 x 是 K-稀疏的且 K 个非零系数的位置是已知的情况下，当 $M \geqslant K$ 时该问题是可解的，其可解的充要条件是：对给定的 $\varepsilon > 0$，任意一个具有 K 个非零项的向量 v 满足

$$1 - \varepsilon \leqslant \frac{\|\mathbf{\Theta}v\|_2}{\|v\|_2} \leqslant 1 + \varepsilon \tag{6.4}$$

而一般情况下，信号 x 的 K 个非零系数的位置是未知的，此时 K-稀疏信号有稳定解的充分条件是对于任意 K-稀疏的信号向量 v，$\mathbf{\Theta}$ 满足(6.4)式，这个条件被称为约束等距特性(Restricted Isometry Property，RIP)。RIP 准则的一般等价情况是观测矩阵 $\mathbf{\Phi}$ 和正交变换 $\mathbf{\Psi}$ 满足不相关性。实际测量中，稀疏变换矩阵 $\mathbf{\Psi}$ 可能会因为信号的不同而有所改变，因此理想的观测矩阵 $\mathbf{\Phi}$ 应与任意稀疏变换矩阵都不相关。

观测矩阵的设计是目前压缩感知理论研究的关键点之一，常用的测量矩阵主要有高斯随机矩阵、贝努利矩阵、部分傅里叶随机矩阵、哈达玛矩阵和一致球矩阵等。但使用上述观测矩阵都只能保证以较高的概率恢复信号，而无法确保完全精确地恢复信号。

3. 信号的重构

由观测值 y 重建原始信号 x 的过程，称为信号的重构。当矩阵 $\boldsymbol{\Theta}$ 满足 RIP 特性时，可以通过对式(6.3)求逆解得到稀疏系数 s，然后代入式(6.1)中，将信号 x 从 M 维的观测向量 y 中精确地恢复出来。

信号重构实际上是一个在满足获得观测向量 y 的条件下，寻求最稀疏解(即最少非零值)的过程，即求解欠定方程组的问题。最直接的方法就是通过 l_0 范数最小化问题求解，优化模型为

$$\min_{s} \|s\|_0 \text{ s.t. } y = \boldsymbol{\Phi\Psi}s \tag{6.5}$$

式(6.5)中，$\|s\|_0$ 表示非零元素的个数。上述 l_0 范数的求解是个 NP - hard 问题，不易求解，但是有学者证明在一定条件下 l_1 范数最小化问题和 l_0 范数最小化问题等价。那么问题转化为 l_1 范数的最优化问题，即

$$\min_{s} \|s\|_1 \text{ s.t. } y = \boldsymbol{\Phi\Psi}s \tag{6.6}$$

其中 $\|s\|_1 = \sum_{i=1}^{n} s_i$。这是一个凸优化问题，可转化为线性规划问题来求解，典型算法有基追踪(BP)算法、凸集投影(POCS)算法、内点法、梯度投影法(GPSR)。另外还可以用一些贪婪算法来求解，例如匹配追踪(Match Pursuit，MP)算法，正交匹配追踪(Orthogonal Match Pursuit，OMP)算法，以及逐步正交匹配追踪(Stagewise Orthogonal Match Pursuit，STOMP)算法等。

实验 19　　基于压缩感知图像重建算法的仿真研究

(一) 实验原理

通过前面理论的介绍可知，CS 理论通过利用信号的稀疏性，能以少量的观测值来精确恢复信号。若将其应用到医学 CT 成像中，测量值的减少不仅可以极大地缩短扫描时间，减少扫描剂量，更为重要的是这种特性使其有可能适用于不完全投影的图像重建中。

为了方便说明，这里给出 CT 图像重建过程与压缩感知的三个环节的对应关系，如图 6.3 所示。其中，CT 图像的稀疏性是应用压缩感知理论的前提。

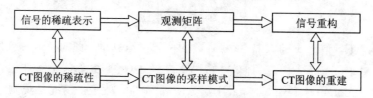

图 6.3　CS 理论与 CT 重建过程的对应关系

1. CT 图像的稀疏性

对于少部分的医学图像，例如血管造影图像等，可以认为是稀疏的，而绝大部分的医学图像是非稀疏的，可以通过稀疏变换获得其稀疏表示。常用的稀疏变换有小波变换(DWT)、余弦变换(DCT)和快速傅里叶变换(FFT)等，它们使大多数图像都能获得很好的稀疏表示，但计算和处理都比较复杂。

　　由于同一器官内部组织差异性不大，医学图像大多具有局部平滑性，因此可以认为大多数医学图像的有限差分（finite difference）图像是稀疏的。设 f 为二维 CT 图像，则其有限差分图像定义为

$$(\nabla f)_{i,j} = \sqrt{(f_{i,j} - f_{i-1,j})^2 + (f_{i,j} - f_{i,j-1})^2} \tag{6.7}$$

　　图 6.4 的（a）、（b）分别是 256×256 大小的 Shepp-Logan 头部模型和它的有限差分图像。可以看出，S–L 头模型具有很好的局部平滑性，其有限差分图像具有很好的稀疏性。有限差分变换实现简单，且差分变换对边缘敏感，在采样数据不足导致重建图像质量很差的情况下，会首先反应在图像的边缘上，这是和组织结构相对应的。因此，有限差分变换被广泛应用于基于压缩感知理论的医学图像重建中。

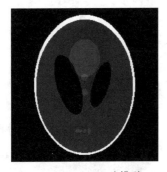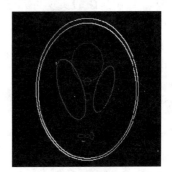

（a）Shepp-Logan 头模型　　　　　　　（b）有限差分图像

图 6.4　有限差分图像的稀疏性

2. CT 图像的采样模式

　　压缩感知理论中的观测矩阵的设计主要是要满足 RIP 特性，事实上在 CT 投影与数据采集的方式确定后，压缩感知处理所需的观测矩阵也就随之确定。以往的研究表明，对于平行束扫描模式，观测矩阵近似是一个非规则的局部傅里叶变换算子，它满足约束等距特性（Restricted Isometry Property，RIP），从稀疏信号恢复出原始图像这一欠定问题具有稳定解。因此，压缩感知理论可以直接应用于平行束扫描模式下的 CT 图像重建中，而不需要重新设计观测矩阵。

3. 基于压缩感知的图像重建算法

　　根据医学 CT 图像的特点，在 CT 稀疏重建中，常将其有限差分变换作为稀疏变换，将有限差分变换的 l_1 范数，即全变分（Total Variation，TV）作为最优化问题的目标函数。联系到式（6.7），CT 图像 f 全变分的表达式为

$$\|f\|_{TV} = \sum_{i,j} |(\nabla f)_{i,j}| = \sum_{i,j} \sqrt{(f_{i,j} - f_{i-1,j})^2 + (f_{i,j} - f_{i,j-1})^2} \tag{6.8}$$

　　将图像 f 排列为一维向量 $\boldsymbol{F}$，并以图像值非负为基本约束条件，联系到压缩感知理论中的式（6.6），则图像 $\boldsymbol{F}$ 可通过求解如下最优化问题得到

$$\min \|\boldsymbol{F}\|_{TV}, \text{ s. t. } \boldsymbol{P} = \boldsymbol{AF}, \boldsymbol{F} \geqslant 0 \tag{6.9}$$

　　E. Y. Sidky 等人采用梯度下降法来求解该最优化问题，约束条件 $\boldsymbol{P} = \boldsymbol{AF}$ 采用凸集投影（Projection On Convex Sets，POCS）算法实现，这种基于凸集投影以全变分最小化为最优化准则的方法可简称为 POCS–TVM 算法。该算法主要分为两个部分：一部分是 POCS

过程，这实际上就是非负约束条件下的 ART 算法，另外一部分是 TVM 过程，即求解最小化全变分的过程，采用的是梯度下降法，其中全变分梯度的计算公式为

$$
\begin{aligned}
\frac{\partial \| \boldsymbol{F} \|_{TV}}{\partial f_{i,j}} =& \frac{2f_{i,j} - f_{i-1,j} - f_{i,j-1}}{\sqrt{\varepsilon + (f_{i,j} - f_{i-1,j})^2 + (f_{i,j} - f_{i,j-1})^2}} \\
&- \frac{f_{i,j+1} - f_{i,j}}{\sqrt{\varepsilon + (f_{i,j+1} - f_{i,j})^2 + (f_{i+1,j} - f_{i+1,j-1})^2}} \\
&- \frac{f_{i+1,j} - f_{i,j}}{\sqrt{\varepsilon + (f_{i+1,j} - f_{i,j})^2 + (f_{i+1,j} - f_{i,j-1})^2}}
\end{aligned}
\tag{6.11}
$$

其中，ε 是为了防止分母出现 0 而引入的正扰动。

综上，POCS‑TVM 算法的实现可归纳为以下两步。

步骤一：POCS 过程。

(1) 取初值 $\boldsymbol{F}^0_{\mathrm{ART}}(k=0)=0$，其中 k 为算法的总迭代次数。

(2) 借助 ART 算法完成一次迭代：

$$
\boldsymbol{F}^i_{\mathrm{ART}}(k+1) = \boldsymbol{F}^{i-1}_{\mathrm{ART}}(k) + \lambda \frac{\boldsymbol{P}_i - \boldsymbol{F}^{i-1}_{\mathrm{ART}}(k) \cdot \boldsymbol{A}^{\mathrm{T}}_i}{\boldsymbol{A}_i \cdot \boldsymbol{A}^{\mathrm{T}}_i} \boldsymbol{A}_i
$$

其中 i 为迭代序号(也为射线编号)，$i=1,2,\cdots,M$(M 为射线总数)，λ 为松弛因子，$\boldsymbol{P}_i$ 为第 i 条射线投影值，$\boldsymbol{A}_i$ 为系统矩阵 $\boldsymbol{A}$ 的第 i 行行向量，$\boldsymbol{A}^{\mathrm{T}}_i$ 为 $\boldsymbol{A}_i$ 的转置向量。

(3) 非负约束：

$$
\boldsymbol{F}_{\mathrm{POCS}}(k) = \begin{cases} \boldsymbol{F}^M_{\mathrm{ART}}(k) & \boldsymbol{F}^M_{\mathrm{ART}}(k) \geqslant 0 \\ 0 & \boldsymbol{F}^M_{\mathrm{ART}}(k) < 0 \end{cases}
$$

步骤二：TVM 过程。

(1) 初始化：$\boldsymbol{F}^0_{\mathrm{TVM}}(k) = \boldsymbol{F}_{\mathrm{POCS}}(k)$。

(2) 计算增量因子：

$$
d_A(k) \| \boldsymbol{F}^0_{\mathrm{ART}}(k) - \boldsymbol{F}_{\mathrm{POCS}}(k) \|
$$

(3) 计算全变分梯度以及梯度方向：

$$
\vec{\boldsymbol{G}}^{n-1}(k) = \frac{\partial \| \boldsymbol{F} \|_{TV}}{\partial f_{i,j}} \Bigg|_{\boldsymbol{F} = \boldsymbol{F}^{n-1}_{\mathrm{TVM}}(k)}, \quad \hat{\boldsymbol{G}}^{n-1}(k) = \frac{\vec{\boldsymbol{G}}^{n-1}(k)}{| \vec{\boldsymbol{G}}^{n-1}(k) |}
$$

其中，n 为全变分最小化过程的迭代序号，$n=1,2,\cdots,N$，N 为 TVM 过程最大迭代次数。

(4) 沿全变分梯度下降的方向迭代修正图像：

$$
\boldsymbol{F}^n_{\mathrm{TVM}}(k) = \boldsymbol{F}^{n-1}_{\mathrm{ART}}(k) - \alpha d_A(k) \hat{\boldsymbol{G}}^{n-1}(k), \quad n = n+1
$$

其中，α 为调节因子。反复计算全变分梯度并迭代修正图像，直到 $n=N$ 为止。

(5) 是否满足算法的终止条件？常用的终止条件是 $\| \boldsymbol{F}_{\mathrm{POCS}}(k) - \boldsymbol{F}_{\mathrm{POCS}}(k-1) \| < \delta$($\delta$ 是一个很小的正数)或达到规定的总迭代次数。若不满足条件，则将上轮结果作为初值进行下一轮迭代：

$$
\boldsymbol{F}^0_{\mathrm{ART}}(k+1) = \boldsymbol{F}^N_{\mathrm{TVM}}(k)
$$

POCS‑TVM 算法的流程图如图 6.5 所示。

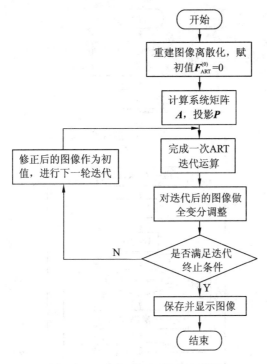

图 6.5　POCS - TVM 算法流程图

（二）POCS - TVM 算法的实验研究

1. 实验目的

（1）了解压缩感知理论用于 CT 图像重建的可行性；

（2）掌握 POCS - TVM 算法的基本原理；

（3）学会用 MATLAB 编程实现 POCS - TVM 算法，并对仿真图像进行重建。

2. 实验任务

用 MATLAB 编程实现 POCS - TVM 算法，重建一幅大小 180×180 的 Shepp-Logan 头部模型图像，探测器个数 260，投影角度为 $0 \sim 180°$ 之间均匀分布的 60 个角度。

3. 程序参考流程图

图 6.5 已经给出了 POCSP - TVM 算法的流程图，图 6.6 为算法的程序流程图。

编程参考变量：

F	：重建图像
W	：投影矩阵
P	：投影数据
irt_num	：算法的总迭代次数
F0	：初始图像向量
num_TVM	：全变分最小化（TVM）过程的迭代次数
lambda	：松弛因子
alpha	：调节因子

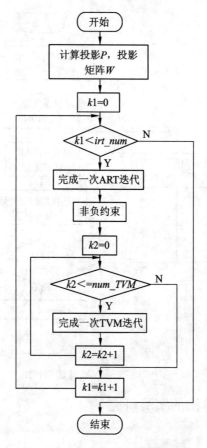

图 6.6　POCS - TVM 算法的程序流程图

4. 编程说明

编程可在前面几章实验所实现的函数基础上进行，产生投影数据可调用 medfunc ParallelBeamForwardProjection 函数，计算投影矩阵可调用 medfuncSystemMatrix 函数。

5. 实验步骤

（1）认真阅读实验十七及本实验中的原理部分内容；

（2）按照实验任务的要求，参考 POCS - TVM 算法的流程图及编程说明，自己编写 POCS - TVM 算法重建图像的程序，并调试通过；

（3）运行程序，在计算机上显示 180×180 原始头模型图像和 POCS - TVM 算法重建的图像。

6. 总结与思考

POCS - TVM 算法其实是 ART 算法与压缩感知相结合而产生的一种高质量图像重建算法，它利用了 CT 图像的梯度稀疏性。POCS - TVM 在每轮循环中先进行一次 ART 迭代，然后利用梯度下降法调整全变分，减小图像梯度的 l_1 范数，实质上，第一步是一个 ART 重建过程，第二步是目标函数最优化过程。

附：POCS - TVM 算法的参考程序

　　% 主程序

　　clc;

```
clear all；
close all；
N＝180；% 图像大小
N2＝N^2；
I＝phantom(N)；% 产生头模型图像
theta＝linspace(0，180，61)；
theta＝theta(1：60)；% 投影角度
%%＝＝＝＝＝＝产生投影数据＝＝＝＝＝%%
P_num＝260；% 探测器通道个数
P＝medfuncParallelBeamForwardProjection(theta，N，P_num)；% 产生投影数据
% P＝radon(I，theta)；
%%＝＝＝＝＝获取投影矩阵＝＝＝＝＝%%
delta＝1；% 网格大小
[W_ind，W_dat]＝medfuncSystemMatrix(theta，N，P_num，delta)；
%%＝＝＝＝＝＝＝POCS－TVM 算法＝＝＝＝＝＝＝%%
irt_num＝5；% 算法总迭代次数
F0＝zeros(N2，1)；% 初始图像向量
num_TVM＝4；% 全变分最小化过程的迭代次数
lambda＝0.25；% 松弛因子
alpha＝0.2；% 调节因子
F＝medfuncPOCS_TVM ( N，W_ind，W_dat，P，irt_num，F0，num_TVM，lambda，alpha)；
F＝reshape(F，N，N)'；% 转换成 N×N 的矩阵图像
%%＝＝＝＝＝＝＝仿真结果显示＝＝＝＝＝＝＝%%
figure(1)；
imshow(I)；xlabel('(a) 180×180 头模型图像')；
figure(2)；
imshow(F)；xlabel('(b) POCS－TVM 算法重建的图像')；
```

子程序

```
function F＝medfuncPOCS_TVM ( N，W_ind，W_dat，P，irt_num，F0，num_TVM，lambda，
alpha)
% POCS_TVM algorithm
% －－－－－－－－－－－－－－－－－
% 输入参数：
% N：图像大小
% W_ind：射线所穿过网格的编号，M×2*N
% W_dat：射线所穿过网格的长度，M×2*N
% P：投影数据
% irt_num：算法的总迭代次数
% F0：初始图像向量
% num_TVM：全变分最小化(TVM)过程的迭代次数，默认值为 6
% lambda：松弛因子，默认值为 0.25
% alpha：调节因子，默认值为 0.2
% －－－－－－－－－－－－－－－－－
```

```
% 输出参数：
% F：重建的图像
% ================================%
if nargin < 6，F0＝zeros(N^2，1)；end
if nargin < 7，num_TVM＝6；end
if nargin < 8，lambda＝0.25；end
if nargin < 9，alpha＝0.2；end
F＝F0；% 初始化图像
N2＝N^2；
% 得到每个投影的射线条数 P_num 和投影的个数 theta_num
[P_num，theta_num]＝size(P)；
e＝0.00000001；
k1＝0；% 循环控制变量
while(k1<irt_num)
    TEMP1＝F；
%%======POCS 过程======%%
    for j＝1：theta_num
        for i＝1：1：P_num
            %取得一条射线所穿过的网格编号和长度
            u＝W_ind((j－1)＊P_num＋i，：)；% 编号
            v＝W_dat((j－1)＊P_num＋i，：)；% 长度
            %如果射线不经过任何像素，不作计算
            if any(u)＝＝0
                continue；
            end
            %恢复投影矩阵中与这一条射线对应的行向量 w
            w＝zeros(1，N2)；
            ind＝u>0；
            w(u(ind))＝v(ind)；
            % 图像进行一次 ART 迭代
            PP＝w＊F；% 前向投影
            C＝(P(i，j)－PP)/sum(w.^2)＊w'；% 修正项
            F＝F＋lambda＊C；
        end
    end
    F(F<0)＝0；% 非负约束
%%======TVM 过程======%%
    d＝sqrt((TEMP1－F)'＊(TEMP1－F))；% 增量因子
    k2＝0；
    while(k2<num_TVM)
        G＝zeros(N2，1)；
        for i＝2：N－1
            for j＝2：N－1
```

G((j−1)＊N+i)＝(2＊F((j−1)＊N+i)−F((j−1)＊N+i−1)−F((j−2)＊N+i))/sqrt(e+
(F((j−1)＊N+i)−F((j−1)＊N+i−1))^2+(F((j−1)＊N+i)−F((j−2)＊N+i))^2)−...
(F(j＊N+i)−F((j−1)＊N+i))/sqrt(e+(F(j＊N+i)−F((j−1)＊N+i))^2+(F(j＊N+i)−
F(j＊N+i−1))^2)−...
(F((j−1)＊N+i+1)−F((j−1)＊N+i))/sqrt(e+(F((j−1)＊N+i+1)−F((j−1)＊N+i))
^2+(F((j−1)＊N+i+1)−F((j−2)＊N+i+1))^2)；
     end
    end
    G＝G/sqrt(G′＊G)；
    F＝F−alpha＊d＊G；
    k2＝k2+1；
    end
    k1＝k1+1；
  end

仿真结果如图 6.7 所示。

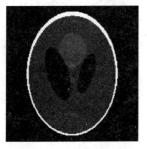 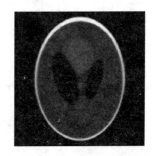

  (a) 180×180头模型图像   (b) POCS-TVM算法重建的图像

图 6.7 POCS－TVM 算法的图像重建仿真

参 考 文 献

[1] 陶小峰，崔琪楣，许晓东，等. 4G/B4G 关键技术及系统[M]. 北京：人民邮电出版社，2011.

[2] 周灿梅. 基于压缩感知的信号重建算法研究[D]. 北京：北京交通大学，2010.

[3] Candes E J, Romberg J, Tao T. Robust uncertainty principles：Exact signal reconstruction from
  highly incomplete frequency information[J]. IEEE Transactions on Information Theory，52(2)：489
  −509，2006.

[4] Baraniuk R G. Compressive sensing[lecture notes][J]. IEEE Signal Processing Magazine，24(4)：
  118−121，2007.

[5] 李新彩. 基于压缩感知的 CT 迭代图像重建技术应用研究[D]. 济南：山东大学，2011.

[6] 石光明，刘丹华，高大化等. 压缩感知理论及其研究进展[J]. 电子学报，37(5)：1070−1081，2009.

[7] 宁刚. 基于压缩感知的信号重构算法研究[D]. 长春：吉林大学，2010.

[8] 程运鹏，张凯院，徐仲. 矩阵论[M]. 西安：西北工业大学出版社，2006.

[9] Kim S J, Koh K, Lustig M, ed at. Gorinevsky. An interior − point method for large − scale l_1 − regularized
  least squares[J]. ，IEEE Journal of Selected Topics in Signal Processing，1(4)：606−617，2007.

[10] Figueiredo M A T, Nowak R D, Wright S J. Gradient projection for sparse reconstruction：
  Application to compressed sensing and other inverse problems[J]. IEEE Journal of Selected Topics

in Signal Processing，1(4)：586 – 597，2007.

[11]　Donoho D L，Tsaig Y，Drori I，ed at. Starck，Sparse solution of underdetermined systems of linear equations by stagewise orthogonal matching pursuit[J]. IEEE Transactions on Information Theory，58(2)：1094 – 1121，2012.

[12]　Kingsbury N. Complex wavelets for shift invariant analysis and filtering of signals[J]. Applied and Computational Harmonic Analysis，10(3)：234 – 253，2001.

[13]　Sidky E Y，Kao C M，Pan X. Accurate image reconstruction from few – views and limited – angle data in divergent – beam CT[J]. Journal of X – ray Science and Technology，14(2)：119 – 139，2006.

[14]　Sidky E Y，Kao C M，Pan X. Effect of the data constraint on few－view，fan – beam CT image reconstruction by TV minimization[C]. Proceedings of the IEEE Nuclear Science Symposium Conference Record. San Diego，CA：IEEE，2006. 2296 – 2298.

[15]　Donoho D L. Compressed sensing[J]. IEEE Transactions on Information Theory，52(4)：1289 – 1306，2006.

[16]　Candes E J，Romberg J K，Tao T. Stable signal recovery from incomplete and inaccurate measurements[J]. Communications on pure and applied mathematics，59(8)：1207 – 1223，2006.

[17]　李超. 基于压缩感知理论的 CT 图像重建算法研究[D]，西安：西安电子科技大学，2013.

附录1　编程规范说明

为了规范各章节示例程序的编写，本书编者制定了简要的命名规则和编程规范，在此一并与各位读者分享，其中考虑不妥之处，望请批评指正。

命名规则

（1）总的原则：简明，规范，见名知意；

（2）大小写规则：常量参数用大写，矩阵变量大写，标量变量小写；

（3）长变量命名：采用小写字母，多个词之间以下划线连接，采用见名知意的命名原则，如采用"delta_gamma"表示等角扇束角度间隔；

（4）公式中的希腊字母以其英文拼写替代；

（5）函数名均以"medfunc"作为前缀，后面接表明函数功能的函数名，各个词之间采用首字母大写的方式间隔开，注意这里不采用下划线，具体写法参见后面的示例。

编程规范

（1）主程序开始增加如下三条语句，以避免运行多个程序相互干扰；

```
clc;
clear all;
close all;
```

（2）语句编写是适当增加空行以提高可读性；

（3）在"="前后各增加一个空格以提高可读性；其他运算符号（如＋、－、/、＊等）不做强制要求，根据美观、易读的原则确定是否增加空格；

（4）如无特别需求，在每个语句之后增加"；"；

（5）如无特别需求，每行只写一个语句，对于语义联系紧密的语句可以写在一行，但要注意美观得体；

（6）程序中的注释：

    a）较简短的单个语句注释直接在语句后面给出，%后统一要增加一个空格以求美观，多个相关语句的注释可适当对齐；如：

```
rho = shep(:, 1).';        % 椭圆对应密度
ae = shep(:, 2).';         % 椭圆短半轴
be = shep(:, 3).';         % 椭圆长半轴
```

    b）对于句群的注释采用"%%＝＝＝＝keyword＝＝＝＝%%"形式，注意%%后面有一个空格，如：

```
%%＝＝＝＝生产仿真数据＝＝＝＝%%
I = phantom(shep, N); % 产生 shepp_logan 头模型
P = medfuncParallelBeamForwardProjection(shep, theta, N); % 产生投影数据

%%＝＝＝＝＝＝＝仿真结果显示＝＝＝＝＝＝＝%%
```

```
figure; % 显示原始图像
imshow(I,[ ]), title('256×256 头模型图像');
figure; % 显示投影数据
imagesc(P), colormap(gray), colorbar, title('180°平行束投影图像');
```

（7）编写函数：

a. 第一句注释简要说明函数功能；

b. 一定要注明输入、输出参数的含义；

c. 函数参数如有哪些注意事项（易混淆事项）也请注明，如在下面的示例中，theta 表示投影角度矢量，单位是"度"而非"弧度"，为了避免混要，在注释中特别注明了；

d. 参考格式如下：

```
function P＝medfuncParallelBeamForwardProjection(shep, theta, N_d)
% Parallel beam forward projection function
% ————————————
% 输入参数：
% shep：仿真头模型参数矩阵
% theta：投影角度矢量 in degree
% N_d：探测器通道个数
% ————————————
% 输出参数：
% P：投影数据矩阵（N_d * N_theta）
%=======%
```

附录2 各章节代码变量说明

第2章

N：图像大小

I：原始图像

theta：投影角度(度)，向量

theta_num：投影角度个数

P：投影数据(矩阵)

P_theta：每一投影角度下的投影

TT：归一化探测器坐标

N_d：探测器通道个数

rec：重建的图像

delta：投影角度增量(弧度)

fh_RL：R－L滤波核

fh_SL：S－L滤波核

第3章

N：重建图像大小

N_d：探测器通道个数

I：原始图像

xe、ye：椭圆中心x、y坐标

ae、be：椭圆短半轴、长半轴

alpha、rho：椭圆旋转角度、椭圆密度

beta：旋转角度

beta_num：旋转角度的个数

delta_beta：旋转角度间隔

SOD：焦距(射线源到旋转中心的距离)

gamma：扇束角度

delta_gamma：等角扇束角度间隔

P：扇束投影数据

P_beta：某一旋转角度的投影数据

rec：重建图像

rec_RL：重建图像(利用R－L滤波函数)

Roi：感兴趣区域

hx、hy：x、y坐标轴间距

xrange、yrange：x、y坐标向量

x1、y1：x、y 坐标矩阵

theta：等效投影角度，$\beta+\gamma$

delta_theta：投影角度间隔

d：平行光束间隔

dd：探测器距离坐标

delta_dd：探测器距离间隔

Mp：重排后平行束投影的投影角度个数

Np：重排后平行束投影的探测器通道个数

pp：存放第一步插值后的投影

PP：存放第二步插值后的投影

第 4 章

N：重建图像大小

I：N×N×N 零矩阵存取头模型数据

xe、ye、ze：椭球中心 x、y、z 坐标

ae、be、ce：椭球在 x、y、z 方向上半轴长

phi、gamma、theta：分别为椭球依次绕 x、y、z 轴方向逆时针旋转的角度

rho：为椭球密度

phi_rad、gamma_rad、theta_rad：为 phi、gamma、theta 相应角度换算成的弧度

cos_phi、cos_gamma、cos_theta：分别为公式中的 $\cos\varphi$、$\cos\gamma$、$\cos\theta$

Tij：表示旋转变换矩阵 T 中第 i 行第 j 列元素（i、j：1～3）

ellipsoid：椭球方程

grayval：计算得到的该点灰度值

SOD：源到旋转中心的距离

SDD：源到探测器中心的距离

vitual_detector_length：虚拟探测器长度

detector_length：探测器长度

angle_range：最大旋转角度

第 5 章

N：图像大小

N2：N×N

theta：投影角度（in degree）

P：投影数据（矩阵）

P_num：每个投影角度的射线条数（探测器的个数）

I：产生的头模型图像

F：待重建的图像

Lambda：松弛因子

W_ind：存储网格编号的矩阵

W_dat：存储网格长度的矩阵

irt_num：算法的迭代次数

M：投影射线总数

PP：前向投影

w：全因子向量

sumCol：列和向量

sumRow：行和向量

backproj：修正误差的反投影

C：重建图像的迭代修正项

W：投影矩阵

F0：初始图像向量

W_index：存放若干个子集中每条射线所属的行号

L：子集个数

back_proj：比值向量的反投影

第6章

F	：重建图像
W	：投影矩阵
P	：投影数据
irt_num	：算法的总迭代次数
F0	：初始图像向量
num_TVM	：全变分最小化（TVM）过程的迭代次数
lambda	：松弛因子
alpha	：调节因子

附录3　各章节代码函数说明

第2章

1. medfuncParallelBeamForwardProjection(theta，N，N_d)

　　说明：用于生成平行束前向投影数据的函数

2. medfuncBackprojection(theta_num，N，R1，delta)

　　说明：平行束直接反投影重建函数

3. medfuncRlfilterfunction(N，d)

　　说明：R－L 滤波函数

4. medfuncSlfilterfunction(N，d)

　　说明：S－L 滤波函数

5. medfuncRLfilteredbackprojection(theta_num，N，R1，delta，fh_RL)

　　说明：R－L 滤波反投影重建函数

6. medfuncSLfilteredbackprojection(theta_num，N，R1，delta，fh_SL)

　　说明：S－L 滤波反投影重建函数

第3章

1. medfuncFanBeamAngleForwardProjection(N，beta，SOD，N_d，delta_gamma)

　　说明：计算扇束等角前向投影的实现函数

2. medfuncFanBeamRLFilter1(N_d，delta_gamma)

　　说明：扇束等角的 R－L 滤波函数

3. medfuncFanBeamAngleFBP(P，fh_RL，beta，SOD，N，N_d，delta_gamma)

　　说明：扇束等角滤波反投影函数

4. medfuncFanBeamDistanceForwardProjection(N，beta，SOD，N_d，dd)

　　说明：计算扇束等距前向投影的实现函数

5. medfuncFanBeamRLFilter2(N_d，delta_dd)

　　说明：扇束等距的 R－L 滤波函数

6. medfuncFanBeamDistanceFBP(P，fh_RL，beta，SOD，N，N_d，delta_dd)

　　说明：扇束等距滤波反投影函数

7. medfuncFanBeamAngleResorting(P，N，SOD，delta_beta，delta_gamma)

　　说明：扇束等角重排算法的实现函数

第4章

1. medfuncSimulationHeadModel(shep，N)

　　说明：用于产生三维头部模型

2. medfunc3DProjectHeadModel(shep，N，SOD，detector_channel_size，theta_num)

　　说明：用于生成三维头部模型不同角度的投影数据

3. medfuncWeightedProjectData(RF，N，SOD，dd)

　　说明：对某个角度的投影数据的加权

4. medfuncFFtRampFilter(RF1，H0，N)

　　说明：滤波，对加权了的某个角度的投影数据进行斜坡滤波

5. medfuncBackprojectRecons(dd，D，beta，angle_num，N，Q)

　　说明：对某个角度的投影数据加权滤波的结果进行反投影

第 5 章

1. medfuncSystemMatrix(theta，N，P_num，delta)

　　说明：计算投影矩阵的函数

2. medfuncParallelBeamForwardProjection(theta，N，N_d)

　　说明：生成平行束前向投影数据的函数

3. medfuncMLSOrder(Np)

　　说明：计算 MLS 投影访问方式迭代顺序的函数

4. medfuncMlem(W，F0，P，irt_num)

　　说明：MLEM 算法的实现函数（系统矩阵能被完全存储）

5. medfuncMlem(W_ind，W_dat，N，F0，P，irt_num)

　　说明：MLEM 算法的实现函数（系统矩阵能不能被完全存储）

6. medfuncOsem(W_ind，W_dat，W_index，N，F0，P，irt_num，L)

　　说明：OSEM 算法的实现函数

第 6 章

1. medfuncPOCS_TVM(N，W_ind，W_dat，P，irt_num，F0，num_TVM，lambda，
alpha)

　　说明：POCS－TVM 算法的实现函数